U0307624

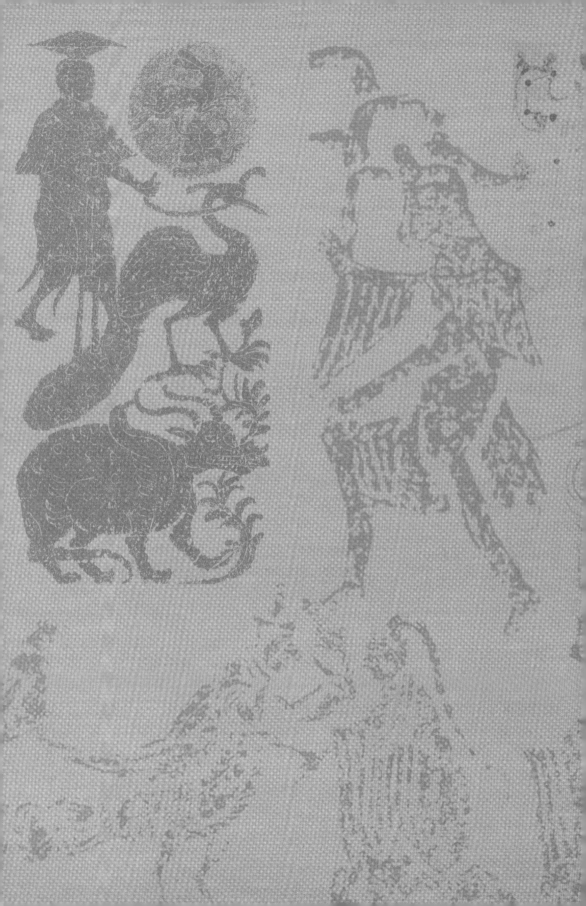

中国古医籍整理丛书

外 诊 法

清·陈梦雷 原辑

清·蒋廷锡 重辑

严道南 姚玉婷 吴昌国 晏英 黄俭仪 校注

中国中医药出版社
·北京·

图书在版编目（CIP）数据

外诊法/（清）陈梦雷原辑；（清）蒋廷锡重辑；严道南等校注. —北京：中国中医药出版社，2018.8（2020.12重印）
（中国古医籍整理丛书）
ISBN 978 - 7 - 5132 - 4840 - 2

Ⅰ. ①外… Ⅱ. ①陈… ②蒋… ③严… Ⅲ. ①中医诊断学
Ⅳ. ①R241

中国版本图书馆 CIP 数据核字（2018）第 061362 号

中国中医药出版社出版

北京经济技术开发区科创十三街 31 号院二区 8 号楼
邮政编码 100176
传真 010 - 64405750
廊坊市祥丰印刷有限公司印刷
各地新华书店经销

开本 710 × 1000 1/16 印张 11 字数 106 千字
2018 年 8 月第 1 版 2020 年 12 月第 2 次印刷
书号 ISBN 978 - 7 - 5132 - 4840 - 2

定价 48.00 元
网址 www.cptcm.com

社 长 热 线 010 - 64405720
购 书 热 线 010 - 89535836
维 权 打 假 010 - 64405753

微信服务号 zgzyycbs
微商城网址 https://kdt.im/LIdUGr
官 方 微 博 http://e.weibo.com/cptcm
天猫旗舰店网址 https://zgzyycbs.tmall.com

项目专家组

顾　问　马继兴　张灿玾　李经纬

组　长　余瀛鳌

成　员　李致忠　钱超尘　段逸山　严世芸　鲁兆麟
　　　　郑金生　林端宜　欧阳兵　高文柱　柳长华
　　　　王振国　王旭东　崔　蒙　严季澜　黄龙祥
　　　　陈勇毅　张志清

项目办公室（组织工作委员会办公室）

主　任　王振国　王思成

副主任　王振宇　刘群峰　陈榕虎　杨振宁　朱毓梅
　　　　刘更生　华中健

成　员　陈丽娜　邱　岳　王　庆　王　鹏　王春燕
　　　　郭瑞华　宋咏梅　周　扬　范　磊　张永泰
　　　　罗海鹰　王　爽　王　捷　贺晓路　熊智波

秘　书　张丰聪

前　言

中医药古籍是传承中华优秀文化的重要载体，也是中医学传承数千年的知识宝库，凝聚着中华民族特有的精神价值、思维方法、生命理论和医疗经验，不仅对于传承中医学术具有重要的历史价值，更是现代中医药科技创新和学术进步的源头和根基。保护和利用好中医药古籍，是弘扬中国优秀传统文化、传承中医学术的必由之路，事关中医药事业发展全局。

1949 年以来，在政府的大力支持和推动下，开展了系统的中医药古籍整理研究。1958 年，国务院科学规划委员会古籍整理出版规划小组在北京成立，负责指导全国的古籍整理出版工作。1982 年，国务院古籍整理出版规划小组召开全国古籍整理出版规划会议，制定了《古籍整理出版规划（1982—1990）》，卫生部先后下达了两批 200 余种中医古籍整理任务，掀起了中医古籍整理研究的新高潮，对中医文化与学术的弘扬、传承和发展，发挥了极其重要的作用，产生了不可估量的深远影响。

2007 年《国务院办公厅关于进一步加强古籍保护工作的意见》明确提出进一步加强古籍整理、出版和研究利用，以及

"保护为主、抢救第一、合理利用、加强管理"的方针。2009年《国务院关于扶持和促进中医药事业发展的若干意见》指出，要"开展中医药古籍普查登记，建立综合信息数据库和珍贵古籍名录，加强整理、出版、研究和利用"。《中医药创新发展规划纲要（2006—2020）》强调继承与创新并重，推动中医药传承与创新发展。

2003～2010年，国家财政多次立项支持中国中医科学院开展针对性中医药古籍抢救保护工作，在中国中医科学院图书馆设立全国唯一的行业古籍保护中心，影印抢救濒危珍本、孤本中医古籍1640余种；整理发布《中国中医古籍总目》；遴选351种孤本收入《中医古籍孤本大全》影印出版；开展了海外中医古籍目录调研和孤本回归工作，收集了11个国家和2个地区137个图书馆的240余种书目，基本摸清流失海外的中医古籍现状，确定国内失传的中医药古籍共有220种，复制出版海外所藏中医药古籍133种。2010年，国家财政部、国家中医药管理局设立"中医药古籍保护与利用能力建设项目"，资助整理400余种中医药古籍，并着眼于加强中医药古籍保护和研究机构建设，培养中医古籍整理研究的后备人才，全面提高中医药古籍保护与利用能力。

在此，国家中医药管理局成立了中医药古籍保护和利用专家组和项目办公室，专家组负责项目指导、咨询、质量把关，项目办公室负责实施过程的统筹协调。专家组成员对古籍整理研究具有丰富的经验，有的专家从事古籍整理研究长达70余年，深知中医药古籍整理研究的重要性、艰巨性与复杂性，履行职责认真务实。专家组从书目确定、版本选择、点校、注释等各方面，为项目实施提供了强有力的专业指导。老一辈专家的学术水平和智慧，是项目成功的重要保证。项目承担单位山东中医药大学、南京中医药大学、上海中医药大学、福建中医药大学、浙江省中医药研究院、陕西省中医药研究院、河南省中医药研究院、辽宁中医药大学、成都中医药大学及所在省市中医药管理部门精心组织，充分发挥区域间互补协作的优势，并得到承担项目出版工作的中国中医药出版社大力配合，全面推进中医药古籍保护与利用网络体系的构建和人才队伍建设，使一批有志于中医学术传承与古籍整理工作的人才凝聚在一起，研究队伍日益壮大，研究水平不断提高。

本着"抢救、保护、发掘、利用"的理念，该项目重点选择近60年未曾出版的重要古医籍，综合考虑所选古籍的保护价值、学术价值和实用价值。400余种中医药古籍涵盖了医经、基础理论、诊法、伤寒金匮、温病、本草、方书、内科、外科、女科、儿科、伤科、眼科、咽喉口齿、针灸推拿、养生、医案医话医论、医史、临证综合等门类，跨越唐、宋、金元、明以迄清末。全部古籍均按照项目办公室组织完成的行业标准《中医古籍整理规范》及《中医药古籍整理细则》进行整理校注，绝大多数中医药古籍是第一次校注出版，一批孤本、稿本、抄本更是首次整理面世。对一些重要学术问题的研究成果，则集中收录于各书的"校注说明"或"校注后记"中。

"既出书又出人"是本项目追求的目标。近年来，中医药古籍整理工作形势严峻，老一辈逐渐退出，新一代普遍存在整理研究古籍的经验不足、专业思想不坚定等问题，使中医古籍整理面临人才流失严重、青黄不接的局面。通过本项目实施，搭建平台，完善机制，培养队伍，提升能力，经过近5年的建设，锻炼了一批优秀人才，老中青三代齐聚一堂，有效地稳定了研究队伍，为中医药古籍整理工作的开展和中医文化与学术的传承提供必备的知识和人才储备。

本项目的实施与《中国古医籍整理丛书》的出版，对于加强中医药古籍文献研究队伍建设、建立古籍研究平台，提高古籍整理水平均具有积极的推动作用，对弘扬我国优秀传统文化，推进中医药继承创新，进一步发挥中医药服务民众的养生保健与防病治病作用将产生深远影响。

第九届、第十届全国人大常委会副委员长许嘉璐先生，国家卫生计生委副主任、国家中医药管理局局长、中华中医药学会会长王国强先生，我国著名医史文献专家、中国中医科学院马继兴先生在百忙之中为丛书作序，我们深表敬意和感谢。

由于参与校注整理工作的人员较多，水平不一，诸多方面尚未臻完善，希望专家、读者不吝赐教。

国家中医药管理局中医药古籍保护与利用能力建设项目办公室
二〇一四年十二月

许 序

"中医"之名立，迄今不逾百年，所以冠以"中"字者，以别于"洋"与"西"也。慎思之，明辨之，斯名之出，无奈耳，或亦时人不甘泯没而特标其犹在之举也。

前此，祖传医术（今世方称为"学"）绵延数千载，救民无数；华夏屡遭时疫，皆仰之以度困厄。中华民族之未如印第安遭染殖民者所携疾病而族灭者，中医之功也。

医兴则国兴，国强则医强。百年运衰，岂但国土肢解，五千年文明亦不得全，非遭泯灭，即蒙冤扭曲。西方医学以其捷便速效，始则为传教之利器，继则以"科学"之冕畅行于中华。中医虽为内外所夹击，斥之为蒙昧，为伪医，然四亿同胞衣食不保，得获西医之益者甚寡，中医犹为人民之所赖。虽然，中国医学日益陵替，乃不可免，势使之然也。呜呼！覆巢之下安有完卵？

嗣后，国家新生，中医旋即得以重振，与西医并举，探寻结合之路。今也，中华诸多文化，自民俗、礼仪、工艺、戏曲、历史、文学，以至伦理、信仰，皆渐复起，中国医学之兴乃属必然。

　　迄今中医犹为国家医疗系统之辅，城市尤甚。何哉？盖一则西医赖声、光、电技术而于 20 世纪发展极速，中医则难见其进。二则国人惊羡西医之"立竿见影"，遂以为其事事胜于中医。然西医已自觉将入绝境：其若干医法正负效应相若，甚或负远逾于正；研究医理者，渐知人乃一整体，心、身非如中世纪所认定为二对立物，且人体亦非宇宙之中心，仅为其一小单位，与宇宙万象万物息息相关。认识至此，其已向中国医学之理念"靠拢"矣，虽彼未必知中国医学何如也。唯其不知中国医理何如，纯由其实践而有所悟，益以证中国之认识人体不为伪，亦不为玄虚。然国人知此趋向者，几人？

　　国医欲再现宋明清高峰，成国中主流医学，则一须继承，一须创新。继承则必深研原典，激清汰浊，复吸纳西医及我藏、蒙、维、回、苗、彝诸民族医术之精华；创新之道，在于今之科技，既用其器，亦参照其道，反思己之医理，审问之，笃行之，深化之，普及之，于普及中认知人体及环境古今之异，以建成当代国医理论。欲达于斯境，或需百年欤？予恐西医既已醒悟，若加力吸收中医精粹，促中医西医深度结合，形成 21 世纪之新医学，届时"制高点"将在何方？国人于此转折之机，能不忧虑而奋力乎？

　　予所谓深研之原典，非指一二习见之书、千古权威之作；就医界整体言之，所传所承自应为医籍之全部。盖后世名医所著，乃其秉诸前人所述，总结终生行医用药经验所得，自当已成今世、后世之要籍。

　　盛世修典，信然。盖典籍得修，方可言传言承。虽前此 50 余载已启医籍整理、出版之役，惜旋即中辍。阅 20 载再兴整理、出版之潮，世所罕见之要籍千余部陆续问世，洋洋大观。

今复有"中医药古籍保护与利用能力建设"之工程，集九省市专家，历经五载，董理出版自唐迄清医籍，都400余种，凡中医之基础医理、伤寒、温病及各科诊治、医案医话、推拿本草，俱涵盖之。

噫！璐既知此，能不胜其悦乎？汇集刻印医籍，自古有之，然孰与今世之盛且精也！自今而后，中国医家及患者，得览斯典，当于前人益敬而畏之矣。中华民族之屡经灾难而益蕃，乃至未来之永续，端赖之也，自今以往岂可不后出转精乎？典籍既蜂出矣，余则有望于来者。

谨序。

第九届、十届全国人大常委会副委员长

许嘉璐

二〇一四年冬

王 序

中医学是中华民族在长期生产生活实践中，在与疾病作斗争中逐步形成并不断丰富发展的医学科学，是中国古代科学的瑰宝，为中华民族的繁衍昌盛作出了巨大贡献，对世界文明进步产生了积极影响。时至今日，中医学作为我国医学的特色和重要医药卫生资源，与西医学相互补充、相互促进、协调发展，共同担负着维护和促进人民健康的任务，已成为我国医药卫生事业的重要特征和显著优势。

中医药古籍在存世的中华古籍中占有相当重要的比重，不仅是中医学术传承数千年最为重要的知识载体，也是中医为中华民族繁衍昌盛发挥重要作用的历史见证。中医药典籍不仅承载着中医的学术经验，而且蕴含着中华民族优秀的思想文化，凝聚着中华民族的聪明智慧，是祖先留给我们的宝贵物质财富和精神财富。加强对中医药古籍的保护与利用，既是中医学发展的需要，也是传承中华文化的迫切要求，更是历史赋予我们的责任。

2010 年，国家中医药管理局启动了中医药古籍保护与利用能力建设项目。这既是传承中医药的重要工程，也是弘扬优秀民族文化的重要举措，不仅能够全面推进中医药的有效继承和创新发展，为维护人民健康做出贡献，也能够彰显中华民族的璀璨文化，为实现中华民族伟大复兴的中国梦作出贡献。

相信这项工作一定能造福当今，嘉惠后世，福泽绵长。

国家卫生和计划生育委员会副主任
国家中医药管理局局长
中华中医药学会会长

王国强

二〇一四年十二月

王序

二

马 序

新中国成立以来，党和国家高度重视中医药事业发展，重视古籍的保护、整理和研究工作。自 1958 年始，国务院先后成立了三届古籍整理出版规划小组，分别由齐燕铭、李一氓、匡亚明担任组长，主持制订了《整理和出版古籍十年规划（1962—1972）》《古籍整理出版规划（1982—1990）》《中国古籍整理出版十年规划和"八五"计划（1991—2000）》等，而第三次规划中医药古籍整理即纳入其中。1982 年 9 月，卫生部下发《1982—1990 年中医古籍整理出版规划》，1983 年 1 月，中医古籍整理出版办公室正式成立，保证了中医古籍整理出版规划的实施。2002 年 2 月，《国家古籍整理出版"十五"（2001—2005）重点规划》经新闻出版署和全国古籍整理出版规划领导小组批准，颁布实施。其后，又陆续制定了国家古籍整理出版"十一五"和"十二五"重点规划。国家财政多次立项支持中国中医科学院开展针对性中医药古籍抢救保护工作，文化部在中国中医科学院图书馆专门设立全国唯一的行业古籍保护中心，国家先后投入中医药古籍保护专项经费超过 3000 万元，影印抢救濒危珍、善、孤本中医古籍 1640 余种，开展了海外中医古籍目录调研和孤本回归工作。2010 年，国家财政部、国家中医药管理局安排国家公共卫生专项资金，设立了"中医药古籍保护与利用能力建设项目"，这是继 1982～1986 年第一批、第二批重要中医药古籍整理之后的又一次大规模古籍整理工程，重点整理新中国成立后未曾出版的重要古籍，目标是形成并普及规范的通行本、传世本。

为保证项目的顺利实施，项目组特别成立了专家组，承担咨询和技术指导，以及古籍出版之前的审定工作。专家组中的许多成员虽逾古稀之年，但老骥伏枥，孜孜不倦，不仅对项目进行宏观指导和质量把关，更重要的是通过古籍整理，以老带新，言传身教，培养一批中医药古籍整理研究的后备人才，促进了中医药古籍保护和研究机构建设，全面提升了我国中医药古籍保护与利用能力。

作为项目组顾问之一，我深感中医药古籍保护、抢救与整理工作的重要性和紧迫性，也深知传承中医药古籍整理经验任重而道远。令人欣慰的是，在项目实施过程中，我看到了老中青三代的紧密衔接，看到了大家的坚持和努力，看到了年轻一代的成长。相信中医药古籍整理工作的将来会越来越好，中医药学的发展会越来越好。

欣喜之余，以是为序。

中国中医科学院研究员

马继兴

二〇一四年十二月

校注说明

　　《外诊法》，清·陈梦雷等原辑，清·蒋廷锡等重辑。陈梦雷，字则震、省斋，号天一道人、松鹤老人，侯官（福建闽侯）人。康熙九年（1670）进士，受编修之职，自康熙四十年（1701）到康熙四十五年（1706），奉命主持并参与编撰《古今图书集成》。雍正元年（1723），康熙第三子诚亲王胤祉被贬谪，陈梦雷受牵连，被流放黑龙江。雍正下令由经筵讲官、户部尚书蒋廷锡重新编校已经定稿的《古今图书集成》，去掉陈梦雷名字，代之以蒋廷锡。蒋廷锡，字扬孙，号西谷，江苏常熟人。康熙四十二年（1703）进士，官至大学士。工诗文，善书画。《古今图书集成》并非蒋廷锡所创编，但他所做的修订和整理工作也十分重要。《重修常昭合志》载："蒋廷锡……内值时编纂群书，并付勘校，博学精敏，同辈推让，常参扈从备顾问。凡诸巨典，谙练掌故，参考经集，议上都称旨……"

　　《外诊法》辑集了包括《素问》《灵枢》《伤寒论》《金匮要略》《难经》《千金要方》《河间六书》《东垣十书》《丹溪心法》《证治准绳》《景岳全书》等二十三种医学名著中有关诊法的论述，按内容和时间先后分门别类予以编次。卷一至卷三主要介绍望诊，兼论脉诊，卷四为闻诊，卷五为问诊。全书所收集的望诊、闻诊、问诊、切诊资料丰富齐全，对四诊做了详细系统的叙述，对研究中医诊法有较大的参考价值。

　　《古今图书集成》第一次印制完成于雍正六年（1728），称为"殿版铜活字本"，共印 64 部。铜活字印本十分稀少，在当年即为珍籍，如今现存书目更少。光绪十年（1884）第二次印制，称为"图书集成局版扁铅字本"，共印 1500 部，但印刷时脱页错字较多。光绪十六年（1890）第三次印制，称为"同文书局石印本"，共印 100 部，这次印制对该书进行了整理和考订，并增加了龙继栋撰写的《古今图书集成考证》24 卷。因曾遭火厄，此版流传甚少。1934 年上海中华书局据康有为所藏的铜活字原印本第四次印制，称为"中华书局胶版缩印本"，此版勘印精细，字迹清晰，墨色均匀，查阅方便，是目前最常用的版本。1934 年以后的各种版本都是以中华书局缩印版为底本的。此外，1930 年上海千顷堂书局出版了《外诊法》的单行本，即《历代名医外诊察病法》。

本次整理校注，以南京中医药大学图书馆所藏光绪十年图书集成局版扁铅字本（下称"光绪本"）为底本，以南京中医药大学所藏 1934 年中华书局胶版缩印本（下称"中华书局本"）和上海图书馆所藏 1930 年千顷堂单行本（下称"千顷堂本"）为校本，他校则以本书所引著作之通行本为校本，查阅原书，作为他校。引用的主要他校书有：《黄帝内经素问新校正》（以下简称《新校正》）、《黄帝内经素问集注》（以下简称《素问集注》）、《黄帝内经灵枢集注》（以下简称《灵枢集注》）、《黄帝内经素问》（以下简称《素问》）、《黄帝内经灵枢》（以下简称《灵枢》）、《难经本义》、《金匮要略》、《伤寒论》、《中藏经》、《脉诀刊误》（以下简称《脉诀》）、《格致余论》、《外科精义》、《证治准绳》、《医学入门》、《东垣十书》、《医宗必读》、《古今医统大全》、《医门法律》、《景岳全书》。

现将本次整理校注的体例和原则说明如下：

1. 底本为竖排繁体字，现改为简体横排，并加现代标点符号。

2. 底本内容分为正文和注两部分，原书字体一致，为了便于阅读，现将"注"加"【】"并将注排版为小五号字体。

3. 底本文字引用他书，与原书有文字差异及增减者，若无含义变化则不出校记；若含义虽有差异而底本亦可成立，则保留底本原字，出校记；若引文错误影响语义，则对底本加以改正，并出校记。

4. 书中出现的难字、生僻字词，均于首见时进行诠注，以后出现者不再加注。有些难解字词原文已有注解，不再诠注。注音采用汉语拼音注音加直音的方法。讹误字则视具体情况，依据充分者改原文并出校，其他则只出校而不改原文。

5. 古字、异体字一律改作规范通行字，如"欬"→"咳"，"讬"→"托"，"稸"→"蓄"，"嶮"→"险"，"踰"→"逾"等，不出注。部分中医文献专用的异体字，则视情形予以保留，不出注。

6. 通假字均于首见时出注，以后复见者不再注。部分中医文献习用而含义明确的通假字，不出注。

7. 底本中表示方位的"右""左"，一律改为"上""下"，不出校记。

目 录

卷一　望

《黄帝素问》

五脏生成篇

心之合脉也，其荣色也，其主肾也。

【注】心主血脉，故合于脉。经云：脉出于气口，色见于明堂。心之华在面，故其荣在色。五脏合五行，各有相生相制，制则生化。心主火而受制于肾水，是肾乃心脏生化之主，故其主肾也。

肺之合皮也，其荣毛也，其主心也。

【注】肺主气，气主表，故合于皮。《伤寒论》曰：寸口脉缓而迟，缓则阳气长。其声商，毛发长。毛附于皮，气长则毛荣。

肝之合筋也，其荣爪也，其主肺也。

【注】髓生肝，肝生筋，故所合在筋。爪乃筋之余，故其荣在爪。

脾之合肉也，其荣唇也，其主肝也。

【注】脾主中央土，乃仓廪之官。主运化水谷之精以生养肌肉，故合肉。脾开窍于口，故荣在唇。

肾之合骨也，其荣发也，其主脾也。

【注】肾藏精而主髓，故所合在骨。发乃精血之余，故其荣在发。《五运行论》① 曰：北方生寒，寒生水，水生咸，咸生肾。肾生骨髓，髓生肝；肝生筋，筋生心；心生血，血生脾；脾生肉，肉生肺；肺生皮毛，皮毛生肾。此天一生水而五脏之相生也。

五脏之气，故色见青如草兹者死，黄如枳实者死，黑如炲②者死，赤如衃血者死，白如枯骨者死，此五色之见死也。

---

① 　五运行论：即《五运行大论》。
② 　炲（tái 台）：烟气凝积而成的黑灰。

【注】五味藏于肠胃，以养五脏之气。五脏内藏五神五气，外见五色。五脏之气受伤，则见五行之败色。兹草者，死草之色，青而带白也；枳实者，黄带青色也；炲，烟尘也，黑而带黄；衃者，败恶凝聚之血，色赤黑也；枯骨者，死白而干枯也。五色干枯而兼有所胜之色，故死。

青如翠羽者生，赤如鸡冠者生，黄如蟹腹者生，白如豕膏者生，黑如乌羽者生，此五色之见生也。

【注】五色正而华彩光润，故生。

生于心，如以缟裹朱；生于肺，如以缟裹红；生于肝，如以缟裹绀；生于脾，如以缟裹栝楼实；生于肾，如以缟裹紫。此五脏所生之外荣也。

【注】缟，素白也；朱，红之深也；红，淡白红也；绀，青扬赤也；栝楼实，红黄色也；紫，赤黑之间色也。此五行之色而俱兼红者也。盖气主白而荣主红，如以缟裹者，五脏之气包于外也；五色之俱兼红者，五脏之荣隐见于内也。

色味当五脏：白当肺、辛，赤当心、苦，青当肝、酸，黄当脾、甘，黑当肾、咸。故白当皮，赤当脉，青当筋，黄当肉，黑当骨。

【注】言色味之应五脏者，色外而味内也。故曰白当肺辛，言辛生肺而肺生白也。此言五脏死生之色生于五脏之气，五脏之神气生于五味也。肺合皮，心合脉，肝合筋，脾合肉，肾合骨。此言生于心生于肺之色，承五脏之合而见于外也。

夫脉之小大、滑涩、浮沉，可以指别。五脏之象，可以类推。五脏相音，可以意识。五色微诊，可以目察。能合色脉，可以万全。

【注】此以诊脉察色而知五脏之病也。小者正气虚，大者邪气盛；滑主血伤，涩为少气；浮为在外在腑，沉为在里在脏。此六者脉之提纲而可以指别也。五脏在内而气象见于外，以五行之理可类而推之。五脏之相合于五音，发而为声，可以意识。视五色之微见，可以目内察之。能审色脉之相应，以

辨病之死生，则万全而无失矣。

凡相五色之奇脉，面黄目青，面黄目赤，面黄目白，面黄目黑者，皆不死也。

【注】奇脉，奇经冲任之脉色也。冲任为经血之海，皆归于肝，外荣于目也。面主气色，目主血色。目之五色俱见面黄者，五脏之阴而俱见胃脘之阳也。

面青目赤，面赤目白，面青目黑，面黑目白，面赤目青，皆死也。

【注】经云：人无胃气者死。面无黄色，无胃土之阳矣。面之青黑赤色，皆藏邪乘阳，纯阴无阳，故皆死也。夫生于心如以缟裹朱者，论五脏之生色也。察于目者，论五脏病成之色也。

移精变气论

岐伯曰：色脉者，上帝之所贵也，先师之所传也。

【注】色脉之道，上帝之所秘藏，非其人不教，非其真弗授。先师，僦贷季①也。

上古使僦贷季理色脉而通神明，合之金木水火土、四时、八风、六合②，不离其常。

【注】八风者，天有八风，在人则有五经之风，谓调理五脉之邪也。言上古之师经理色脉而通神明，总不外乎天地、阴阳、四时、五行之常理也。

变化相移，以观其妙，以知其要。欲知其要，则色脉是矣。

【注】色者气之华，脉乃精之液。变化相移者，移精变气也。观其移精变气，以通神明之妙。欲知其要道，则色脉是也。盖言理色脉而通神明，则知精气之盛衰矣。

色以应日，脉以应月，常求其要，则其要也。

【注】日月者，天地阴阳之精也。夫色为阳，脉为阴，常求其色脉之要，

① 僦（jiù 就）贷季：古时名医，相传是岐伯之师。
② 六合：指东、南、西、北、上、下六个方位。

三

总不外乎阴阳。故知色以应日，脉以应月，则其要在是矣。

夫色之变化，以应四时之脉，此上帝之所贵，以合于神明也。所以远死而近生。生道以长，命曰圣王。

【注】色之变化，五色以应四时之脉，色生于脉也。能贵重色脉以合于神明，所以远死而近生。生道以长，是谓圣王。

治之要极，无失色脉，用之不惑，治之大则。

【注】色脉者，阴阳之道也。临病人，观色脉，知死生而无嫌疑。治之大法，尽于是矣。

玉版论要篇

容色见上下左右，各在其要。其色见浅者，汤液主治，十日已。其见深者，必齐①主治，二十一日已。其见大深者，醪酒主治，百日已。色夭面脱，不治，百日尽已。脉短气绝死。

【注】言奇恒之病，发于五脏之中，而五脉之气色，外见于明堂上下左右，各在其深浅顺逆之要耳。色见浅，其病亦微，故以汤液治之，而十日可愈。夫奇恒之道，五脏皆禀气于胃，足太阴为之转输，病则逆回而色见于面，故用汤液治之。盖以稻米之液，助土气之资生，十干②已周，俾五脏之气复也。色见深，其病亦深，故必齐毒药攻其中。二十者偶数之终，一者生阳之始，以十干而再周，复得甲而化土。五脏为阴，气色为阳，二十一日五脏之生气已复转矣。色大深，则病更深。醪醴，熟谷之液，其气慓悍。饮以酒者，卫气先行皮肤，先充络脉，荣卫运行，则所逆之色亦散矣。因色大深，至甲十复而后已也。所谓色者，因五脏之变而见于五色也。五脏之气荣于脉，五经之脉见于色，气血衰则面色脱而夭然不泽，故至百日五脏之气尽而已矣。若脉短气绝，乃虚脱已极，丧无日矣。

---

① 齐：通"剂"。《扁鹊见蔡桓公》曰："在肠胃，火齐之所及也。"又参吴崑注，有同样、一起的意思，指汤液和醪醴齐用，亦通。

② 十干：原指甲、乙、丙、丁、戊、己、庚、辛、壬、癸，又称"十天干"，这里指十天。

色见上下左右，各在其要。上为逆，下为从。女子右为逆，左为从。男子左为逆，右为从。易，重阳死，重阴死。

【注】《五色篇》曰：其色上行者，病益甚。其色下行如云彻散者，病方已。女为阴，右亦为阴，故女子色见于右为逆，见于左为从。男为阳，左亦为阳，故男子色见于左为逆，见于右为从。如男女之左右反易，是为重阳者死，重阴者死。

诊要经终论

太阳之脉，其终也，戴眼、反折、瘈疭。其色白，绝汗乃出，出则死矣。

【注】太阳主筋，为诸阳主气。阳气者，柔则养筋。太阳之经气已绝，是以筋脉急而戴眼、反折、手足牵引也。手太阳主液，膀胱者，津液之所藏。绝汗者，津液外亡也。色白者，亡血也。津液外脱，则血内亡矣。

少阳终者，耳聋，百节皆纵，目睘绝系。绝系，一日半死。其死也，色先青白，乃死矣。

【注】少阳主骨，诸节皆属于骨。少阳气终，故百节皆纵。《经脉篇》曰：少阳是主骨所生病者，诸节皆痛。手足少阳之脉，皆至目锐眦，终则牵引于目，故目如惊而邪视也。绝系，目系绝也。少阳属肾，肾藏志，系绝则志先绝，故一日半死也。青者，甲木之气外脱也；白者，三焦之荣内亡也。夫阳生于阴，色生于气。是以六经之气终而先见于色。

阳明终者，口目动作，善惊妄言，色黄。其上下经盛，不仁则终矣。

【注】手足阳明之脉，皆侠口承目，故口目动作而牵引歪邪也。闻木音则惕然而惊，是阳明之善惊也。骂詈不避亲疏，是阳明之妄言也。色黄，阳明土气外脱也。上下经盛，胃气绝而无柔和之象也。荣卫者，中焦水谷所生。肌肤不仁者，荣卫之气绝也。

少阴终者，面黑，齿长而垢。腹胀闭，上下不通而终矣。

【注】心之华在面，面黑者水气上乘，火气灭而水气脱矣。齿长而垢，

骨气泄也。腹胀闭而上下不通者，心肾水火之气并绝，而不能上下交通矣。

太阴终者，腹胀闭，不得息，善噫善呕。呕则逆，逆则面赤。不逆则上下不通，不通则面黑。皮毛焦而终矣。

【注】足太阴脉，入腹属脾，故为腹胀。手太阴脉，上膈属肺而主呼吸，故为不得息。胀满则升降难，不得息则气道滞，故为噫为呕。呕则气逆于上，故为面赤。不逆则否塞于中，故为上下不通。脾气败，则无以制水，故黑色见于面。肺气败，则治节不行，故皮毛焦。

脉要精微论

夫精明五色者，气之华也。赤欲如白裹朱，不欲如赭；白欲如鹅羽，不欲如盐；青欲如苍璧之泽，不欲如蓝；黄欲如罗裹雄黄，不欲如黄土；黑欲如重漆色，不欲如地苍。五色精微象见矣，其寿不久也。

【注】赤如白裹朱，白如鹅羽，青如苍璧，黄如罗裹雄黄，黑如重漆，乃五脏之气章华于色也。赤如赭，白如盐，青如蓝，黄如土，黑如地苍，此五脏之精象见于外也。夫脏者藏也，如五脏之真色见而不藏，则其寿不久矣。

夫精明者，所以视万物，别白黑，审短长。以长为短，以白为黑，如是则精衰矣。

【注】五脏主藏精者也。精有所藏而后能视万物，审短长。如精微象见于外，则精气内衰，视物昏聩，而寿不久矣。

头者精明之腑，头倾视深，精神将夺矣。背者胸中之腑，背曲肩随，腑将坏矣。腰者肾之腑，转摇不能，肾将惫矣。膝者筋之腑，屈伸不能，行则偻附①，筋将惫矣。骨者髓之腑，不能久立，行则振掉，骨将惫矣。得强则生，失强则死。

【注】诸阳之神气上会于头，诸髓之精上聚于脑，故头为精髓神明之腑。髓海不足，则头为之倾；神气衰微，则视深目陷。肩背为阳，胸腹为阴，阳

---

① 偻附：曲背低头。

为腑，阴为脏。心肺居于胸中，而俞在肩背，故背为胸之腑。两肾在于腰内，故腰为肾之外腑。筋会阳陵泉，膝乃筋之会腑也。偻曲其身，依附而行也。筋乃肝之合，筋将惫者，肝脏之精气衰也。髓藏于骨，故骨为髓之腑。不能久立，髓竭于内也，髓竭则骨将惫矣。此五者，得腑气之强则生，失强则腑坏而脏将绝矣。

肝脉搏坚而长，色不青，当病坠，若搏，因血在胁下，令人喘逆。其软而散，色泽者，当病溢饮。溢饮者，渴暴多饮，而易入肌皮肠胃之外也。

【注】肝主血而主色。脉盛而色不见者，血蓄于下也。当病坠伤，或为手搏所伤。因血凝胁下，故令人喘逆。盖肝脉贯膈，上注肺，血积于下，则经气上逆而为喘也。其不及而色泽者，当病溢饮。

胃脉搏坚而长，其色赤，当病折髀①。其软而散者，当病食痹。

【注】足阳明之脉，从气冲下髀，抵伏兔，下足跗，髀伤故脉盛而色赤也。食入于胃，由中焦之腐化，胃气不足，故当病食痹。

脾脉搏坚而长，其色黄，当病少气。其软而散，色不泽者，当病足胻②肿，若水状也。

【注】五脏元真之气，脾所主也。湿热太盛，则色黄脉盛而少气矣。其不及，当病足胻肿。脾气虚，故足肿也。若水状而非水病，故其色不泽。

肾脉搏坚而长，其色黄而赤者，当病折腰。其软而散者，当病少血，至令不复也。

【注】腰者肾之腑。腰伤，故肾脉盛也。伤于骨者，其色赤黄，则外应于肌肉间。其不及，当病少血。盖肾为牝③脏，受五脏之精而藏之。肾之精液复上入心而为血，精虚，至令不复化赤而为血也。

---

① 髀（bì 必）：股部；大腿骨。

② 胻（héng 横）：脚胫。

③ 牝（pìn 聘）：原指雌性的鸟或兽，此指阴性。

帝曰：有故病，五脏发动，因伤脉色，各何以知其久暴至之病乎？岐伯曰：悉乎哉，问也！征其脉小色不夺者，新病也；征其脉不夺，其色夺者，此久病也。征其脉与五色俱夺者，此久病也；征其脉与五色俱不夺者，新病也。肝与肾脉并至，其色苍赤，当病毁伤不见血。已见血，湿若中水也。

【注】有故病，因伤五脏之色脉，复感暴至之病，有似乎病成而变，故帝有此问，而伯嘉其详悉焉。病久则色脉伤，脉小而色不夺，故知其为新病。脉不夺色夺，言病者由五脏而见于脉，由五脉而见于色。至于色脉之败伤，又因色而脉，脉而脏也。脉与五色俱夺，此血气俱伤，故为久病。暴至之病，自外而内，色脉之伤，从内而外，故有病色脉俱不夺者，知其为新感之病也。此言有故久之病，至五脏之气发作而后见于色脉也。毁伤筋骨，故肝与肾脉并至，而其色苍赤。不见血者，谓筋骨伤而血不伤也。如已见血而血伤，则又若中水伤心，而心脉亦并至矣。

平人气象论

臂多青脉曰脱血。

【注】臂多青脉者，臂内浮见之络脉多青，盖因血脱而不华于色也。

颈脉动喘疾咳曰水。目裹①微肿，如卧蚕起之状曰水。溺黄赤安卧者黄疸。已食如饥者胃疸。面肿曰风。足胫肿曰水。目黄者曰黄疸。

【注】见颈脉动疾，目裹微肿，足胫肿者，知水病之在里也。溺赤、安卧、已食如饥者，知为黄疸、胃疸也。面肿者，知为风水也。此一望而知其病也。

玉机真脏论

大骨枯槁，大肉陷下，胸中气满，喘息不便，其气动形，期六月死。真脏脉见，乃予之期日。

---

① 目裹：眼胞。

【注】大骨，两臂两腿之骨；大肉，两臂两腿之肉。盖肾主骨而脾胃主肌肉四肢也。夫胃气之资养于五脏者，宗气也。宗气积于胸中，从虚里之大络，贯于十二经脉。经脉逆行，是以胸中气满；阳明气厥，故喘息不便也。其气动形者，心病而欲传之于肺，肺主气，故气盛而呼吸动形也。期以六月死者，今心始传之肺，肺传之肝，肝传之脾，脾传之肾而后死，故有六月之久也。真脏脉见坚而搏，如循薏苡子累累然。予之期日者，当死于壬癸日之中夜也。

　　大骨枯槁，大肉陷下，胸中气满，喘息不便，内痛引肩项，期一月死。真脏见，乃予之期日。

　　【注】此言肝病至肺而死也。内痛者，肺受其伤。肺之俞在肩背，故痛引肩项也。肝病而已，传及于所胜之脏，故当期本月之内而死也。真脏脉见，如循刀刃，责责然，如按琴瑟弦。予之期日，当死于庚辛日之薄暮也。

　　大骨枯槁，大肉陷下，胸中气满，喘息不便，内痛引肩项，身热，脱肉破䐃①。真脏见，十日之内死。

　　【注】肺病，故痛引肩背。传于心，故身热。夫心主血而生于肾脏之精。血气盛则充肤热肉，心肾伤而精血衰，故曰脱肉破䐃。䐃，肉之标也。真脏脉见，大而虚，如毛羽中人肤。病传于心，故期以十日之内死。盖心不受邪，故死之速。

　　大骨枯槁，大肉陷下，肩髓内消，动作益衰，真脏来②见，期一岁死。见其真脏，乃予之期日。

　　【注】脾主为胃行其津液，淖泽注于骨，补益脑髓。脾病而津液不行，故肩髓先内消也。肩髓者，大椎之骨髓，上会于脑，是以项骨倾者，死不治也。脾主四肢，脾病则四肢懈惰，故动作益衰。真脏来见者，如水之流，如乌之啄③。脾土主④于四时，脾气灌于四脏，故虽有真脏来见，尚期有一岁

---

① 䐃（jiǒng窘）：人体部位名，指人体肌肉厚实突起处。
② 来：《新校正》注："来，当是'未'字之误。"
③ 啄：《素问集注》作"喙"。
④ 主：《素问集注》作"王"，即"旺"的古字。

之久。盖以四时五脏之气终而后死也。死期之月，见其真脏之乍数乍疏，乃与之期日，谓当死于甲乙之昧旦也。

大骨枯槁，大肉陷下，胸中气满，腹内痛，心中不便，肩项身热，破䐃脱肉，目眶陷。真脏见，目不见人，立死；其见人者，至其所不胜之时则死。

【注】《本经》曰：肾病者，大小腹痛。肾传之心，故心中不便。心传之肺，肺传之肝，故肩项身热。肝传之脾，故目眶陷也。真脏脉见，搏而绝，如指弹石辟辟然。如目不见人，肾之精气已绝，故立死。其见人者，余气未尽，至所不胜之时而死，谓当死于日昃。肾为生气之原，生气绝于下，故死之更速也。

真肝脉至，中外急，如循刀刃，责责然如按琴瑟弦，色青白不泽，毛折乃死。真心脉至，坚而搏，如循薏苡子，累累然，色赤黑不泽，毛折乃死。真肺脉至，大而虚，如以毛羽中人肤，色白赤不泽，毛折乃死。真肾脉至，搏而绝，如指弹石，辟辟然，色黑黄不泽，毛折乃死。真脾脉至，弱而乍数乍疏，色黄青不泽，毛折乃死。诸真脏脉见者，皆死不治也。

【注】如循刀刃，如按琴瑟弦，肝木之象也；如薏苡子，如弹石，心肾之象也。皆坚劲之极而无柔和之气也。乍数乍疏，欲灌不能，脾气欲绝之象也；如羽毛中人肤，肺气虚散之象也。盖坚劲虚散，皆不得胃气之中和，人无胃气则死矣。色青白不泽，赤黑不泽，皆兼克贼所胜之色。色生于血脉，气将绝，故不泽也。夫脉气流经，经气归于肺，肺朝百脉，输精于皮毛，毛脉合精而后行气于脏腑，是脏腑之气欲绝而毛必折焦也。《灵枢经》曰：血独盛则淡渗皮肤，生毫毛。又曰：经脉空虚，血气弱枯。肠胃儳辟①，皮肤薄著。毛腠夭焦，予之死期。是皮毛夭折者，血气先绝也。

凡治病，察其形气色泽，脉之盛衰，病之新故，乃治之，无后其时。

---

① 儳（shè 设）辟：肠胃无气也。

【注】五脏乘传，有浅有深，而胃气不资，有虚有绝，故当察其形气色脉，宜急治之，无后其时而致于死不治也。

形气相得，谓之可治。色泽以浮，谓之易已。

【注】形气相得，病之新也。色泽以浮，乘逆浅也。

形气相失，谓之难治。色夭不泽，谓之难已。

【注】形气相失，病之久也。色夭不泽，乘传深也。

三部九候论

五脏已败，其色必夭，夭必死矣。

【注】夭，死色。言五脏之形①气，由形脏之资生；五色之外荣，由五脏之所发。

必先度其形之肥瘦，以调其气之虚实。实则泻之，虚则补之。必先去其血脉而后调之。无问其病，以平为期。

【注】肥人者，血气充盈，肤革坚固，其气涩以迟，刺此者，宜深而留之。瘦人者，皮薄色少，血清气滑，易脱于气，易损于血，刺此者宜浅而疾之。实者，邪气盛也；虚者，精气夺也。宜泻者，迎而夺之，宜补者，追而济之。去血脉者，除菀陈也。盖凡治病，必先去其血，乃去其所苦。然后泻有余，补不足，无问其病之可否，必候其气至和平，而后乃出其针也。

形盛脉细，少气不足以息者危。形瘦脉大，胸中多气者死。形气相得者生。

【注】夫形充而脉坚大者，顺也；形充而脉小以弱者，气衰。衰则危矣。《针经》曰：病而形肉脱，气胜形者死，形胜气者危。盖形瘦者，正气衰也。脉大者，病气进也。胸中多气者，气胜形也。气胜形者，邪气盛而正气脱也。天之生命，所以立形定气，形气和平，是为相得。

瞳子高者，太阳不足。戴眼者，太阳已绝。此决死生之要，不可不察也。

① 形：《素问集注》作"神"，为是。

【注】夫九针九候之道，贵在神与气。心藏神而为阳中之太阳，肾为生气之原而膀胱为之表里。是以独候手足之太阳者，太阳主诸阳之气也。瞳子高者，乃太阳之神气不足。盖手太阳之脉，上颊至目锐眦，其支者，抵鼻至目内眦。虚则经气急而瞳子高大矣。足太阳之脉，起于目内眦，系气绝，故死必戴眼。虽然手足之经气交相贯通，手经之不足，缘生气之衰微，如生气脱于下，手太阳先绝于上矣。故虚于上者宜补之，绝于下者为死证。所谓木敷者其叶发，弦败者其音嘶。

通评虚实论

尺虚者，行步恇然。

【注】尺虚者，脉气虚于下也。恇，虚怯也。阳明之气虚于下，则令人行步恇然。盖身半以下，足太阴阳明皆主之。

刺热篇

肝热病者左颊先赤，心热病者颜先赤，脾热病者鼻先赤，肺热病者右颊先赤，肾热病者颐先赤。

【注】五脏之色，各有其部，肝属木而位居东方，故左颊先赤。颜，额也，心合火而位居南方，故颜先赤。土位中央，故脾热病者鼻先赤。肺属金而位居西方，故右颊先赤。腮下谓之颐，肾属水而位居北方，故颐先赤。

太阳之脉，色荣颧骨，热病也。荣未交①，曰：今且得汗，待时而已。与厥阴脉争见者，死期不过三日。其热②内连肾，少阳之脉色也。

【注】太阳之为病，脉浮。见太阳之脉者，乃六气之病始在太阳之表阳，此外因之热病也。赤色之荣于颧颊间，乃五脏之热始，病气而见于色，此内因之热病也。曰骨者，谓尚在内而隐见于皮肤之间。当此之时，五脏之荣色尚未与表阳之气相交，表阳之热尚未与五脏之荣气相交。故良工曰：病在太

---

① 交：《新校正》注："交，当作'夭'。"
② 热：《素问》作"热病"，此下疑脱"病"。

阳者，可从表汗而解热。在五脏者，病虽未发，见赤色者刺之，名曰治未病。今且得汗，是可待时而已矣。若不急从汗解，则太阳之热与脏热相交，而太阳与厥阴之脉争见者，死期不过三日矣。少阳属肾，盖少阳之气发源于肾，故热病内连肾者，少阳之脉色也。

少阳之脉，色荣颊前，热病也。荣未交，曰：今且得汗，待时而已。与少阴脉争见者，死期不过三日。

【注】外见少阳之脉，少阳之热病也。色荣颊前，肾脏之热病也。

颊下逆颧为大瘕，下牙车为腹满，颧后为胁痛，颊上者，膈上也。

【注】如颊下之色上逆于颧，是肾热乘肝，当为大瘕泄。如下于牙车，是肾热乘胃，当主腹满。逆于颧后，是热邪乘胆，当为胁痛。如逆于颊上者，是膈上心肺之分也。盖言五脏之热，色见于面部而有外邪之热者，当治其未病交争，勿使外内相合而成不救之死证。

评热病论

诸有水气者，微肿先见于目下也。水者，阴也，目下亦阴也。腹者至阴之所居，故水在腹者，必使目下肿也。

【注】太阴者，至阴也。水邪上乘于腹，始伤胃而渐及于脾，故微肿先见于目下。脾主约束也。

举痛论

五脏六腑，固尽有部。视其五色，黄赤为热，白为寒，青黑为痛，此所谓视而可见者也。

【注】五脏六腑之气色，皆见于面而各有所主之部位。视其五色而可见其病矣。中有热，则色黄赤。寒则血凝泣，故面白脱色也。青黑乃阴寒凝滞之色，故为痛。

痿 论

痿病，肺热者色白而毛败，心热者色赤而络脉溢，肝热者色苍①而爪枯，脾热者色黄而肉蠕动，肾热者色黑而齿槁。

【注】痿病之因，皆因五脏热而津液竭，不能荣养于筋脉骨肉，是以有因肺热叶焦致五脏热而成痿者，有因悲思内伤劳倦外热致精血竭而脏气热者，皆当诊之于形色也。爪者筋之应，齿者骨之余。

大奇论

脉至如颓土之状，按之不得，是肌气予不足也。五色先见黑，白垒发②死。

【注】颓土，倾颓之顽土也。脾主肌肉，如颓土而按之不得者，无来去上下之象，是肌气受所予之不足。土位中央而分主③于四季，当五色具见而先主黄，若五色之中而先见黑，是土败而水气乘之矣。垒，葛属，葛色白而发于春。白垒将发，木气旺而颓土之气绝矣。

脉解篇

所谓面黑如地色者，秋气内夺，故变于色也。

【注】秋时阴气正出，则内夺其所藏之阴。阴气上乘，故面黑如地色也。

皮部论

阳明之阳，名曰害蜚。上下同法。视其部中有浮络者，皆阳明之络也。其色多青则痛，多黑则痹，黄赤则热，多白则寒。五色皆见，则寒热也。络盛则入客于经。阳主外，阴主内。

【注】阳明之阳络，名曰害蜚。蜚，飞动也；阳明者，午也，为盛阳之时，如万物之飞动。阳盛而阴气加之，有害于飞，故名害蜚。上下同法，谓手足二经皆同此法。部中，皮之分部中也。夫邪之中人，始于皮肤，次于络脉，留而不去则传舍于经。故视其皮部之浮络，多青则痛，多黑则痹，黄赤

---

① 苍：原作"黄"，据上下文改。
② 白垒发：《脉经》卷五作"白壘发"。"壘"同"藟"，植物名。藟有五种，白色者发于春。
③ 主：《素问集注》作"王"。

则热，多白则寒。五色皆见，则为寒热。络盛而不泻其邪，则入客于经矣。在阳明之部分，则为阳明之病。在少阳之部分，则为少阳之病。在三阴之部分，则为三阴之病。见于皮肤间者为络，为阳而主外；络于筋骨者为经，为阴而主内。盖在阳者可从外解，在阴者则内入而舍于脏腑矣。

经络论

黄帝曰：夫络脉之见，其五色各异，青黄赤白黑不同。其故何也？岐伯对曰：经有常色，而络①无常变也。

【注】言络脉之五色各异，而为痛、痹、寒、湿之证者，其故何也？盖经脉有五行之常色，络脉则随四时之变而无常也。

帝曰：经之常色何如？岐伯曰：心赤，肺白，肝青，脾黄，肾黑，皆亦应其经脉之色也。

【注】经谓十二经脉。五脏具五色，亦皆应其经脉而为青黄赤白黑之常色。

帝曰：络之阴阳，亦应其经乎？岐伯曰：阴络之色应其经，阳络之色变无常，随四时而行也。

【注】帝言经脉应五脏而成五色，络脉之阴阳亦应其经乎？阴络者，六阴经之络，应五脏之经，各有常色而不变。阳络者，六阳经之络，合六腑之阳，随四时之春青、夏赤、秋白、冬黑，并为变易者也。此皆五行四时之常色，谓之无病。若四时之中，五脏之络见青黑为寒，见黄赤则为热矣。

寒多则凝泣，凝泣则青黑；热多则淖泽②，淖泽则黄赤。此皆常色，谓之无病。五色具见者，谓之寒热。

【注】凝泣、淖泽，谓络中之血气。

方盛衰论

是以切阴不得阳，诊消亡。得阳不得阴，守学不湛。知左

---

① 络：此下原衍"脉"字，据《素问》删。
② 淖泽：滑利。

不知右，知右不知左，知上不知下，知先不知后，故治不久。知丑知善，知病知不病，知高知下，知坐知起，知行知止。用之有纪，诊道乃具，万世不殆，起所有余，知所不足。

【注】持诊之道，有阴阳逆从，有左右前后上下之诊，论在《脉要精微篇》中。丑善，脉证之有善恶也。有余之病则起而行，不足之病多坐而卧。知起之所为有余，则知所以不足。盖知此即可以知彼，知一即可以知十也。

度事上下，脉事因格，是以形弱气虚死。形气有余，脉气不足死；脉气有余，形气不足生。

【注】事谓通变也。上下者，气之通于天，病之变化也。先度其上下之通变，因而穷究其脉之通变，是以形弱气虚者死。此又无论其脉之平与不平，度其形气而知其死也。形气有余，脉气不足者死；脉气有余，形气不足者生。是当以形证脉气通变审之，而后可以必其死生也。

是以诊有大方，坐起有常。出入有行，以转神明。必清必静，上观下观。司八正邪，别五中部。按脉动静，循尺滑涩，寒温之意。视其大小，合之病能。逆从以得，复知病名。诊可十全，不失人情。故诊之或视息视意，故不失条理。道甚明察，故能长久。不知此道，失经绝理。亡言妄期，此谓失道。

【注】转神明者，运己之神以候彼之气也。上观下观者，若视深渊，若视浮云也。八正，日月星辰、四时之气也。别五中部①，先别五脏之脉也。按脉动静，候其浮沉迟数也。循尺滑涩寒温之意，谓脉滑者，尺之皮肤亦滑；脉涩者，尺之皮肤亦涩。尺肤滑其淖泽者，风也；尺肤涩者，风痹也；尺肤热其脉甚躁者，病温也；尺肤寒其脉小者，泄少气；尺肤炬然先热后寒者，寒热也；尺肤先寒久大之而热者，亦寒热也。故善调尺者不待于寸，善调脉者不待于色，能参合而行之者，可以为上工也。视其脉之大小，合之病能。病能者，奇恒之病也。逆从者，神转不回，回则不转也。苟能正其病名，而后诊可十全，不失其人情矣。视息者，候呼吸之往来，脉之去至也。视意者，

---

① 中部：原作"部中"，据上文乙正。

闭户塞牖，系之病者，数问其情以从其意。得神者昌，失神者亡。亡言者，亡妄之言。不知诊道，妄与生死之期。此失经绝理，是谓失道矣。

解精微论

夫心者，五脏之专精也，目者其窍也，华色者其荣也。是以人有德也，则气和于目，有亡忧知于色。

【注】五脏主藏精者也。心者五脏六腑之主，故为五脏之专精。心开窍于目，故目者心之窍。《五脏生成篇》曰：心之合脉也，其荣色也，其主肾也。故华于色者，心之荣也。有德者见于色，而知心气之和也。

《灵枢经》

九针十二原篇

观其色，察其目，知其散复。一其形①，听其动静，知其邪正。

【注】此言上工观五色于目。知色之散复，即知病之散复矣。知其邪正者，知论虚邪与正邪之风也。

邪气脏腑病形篇

黄帝问于岐伯曰：余闻之，见其色，知其病，命曰明；按其脉，知其病，命曰神；问其病，知其处，命曰工。余愿闻见而知之，按而得之，问而极之，为之奈何？岐伯曰：夫色脉与尺之相应也，如鼓桴影响之相应也，不得相失也。此亦本末根叶之出候也，故根死则叶枯矣。色脉形肉，不得相失也，故知一则为工，知二则为神，知三则神且明矣。黄帝曰：愿卒闻之！岐伯答曰：色青者，其脉弦也；赤者，其脉钩也；黄者，其脉

---

① 一其形：谓分别形体的强弱肥瘦。《吕氏春秋·举难》高注："一，分也。"

代也；白者，其脉毛；黑者，其脉石。见其色而不得其脉，反得其相胜之脉，则死矣；得其相生之脉，则病已矣。

【注】夫精明五色者，气之华也，乃五脏五行之神气而见于色也。脉者，荣血之所循行也。尺谓脉外之气血，循手阳明之络而变见于尺肤，脉内之血气，从手太阴之经而变见于尺寸，此皆胃腑五脏所生之气血，本末根叶之出候也。形肉谓尺肤也，知色、脉与尺之三者，则神且明矣。青黄赤白黑，五脏五行之气色也。弦钩代毛石，五脏五行之脉象也，如影响之相应者也。故色青者其脉弦，色赤者其脉钩，见其色而得脉之相应，独坤道之顺承天也。如色青而反见毛脉，色赤而反见石脉，此阴阳五行之反胜，故死。如色青而得石脉，色赤而得代脉，此色生于脉，阳生于阴，得阳生阴长之道，故其病已矣。

经脉篇

手太阴气绝则皮毛焦。太阴者，行气温于皮毛者也。故气不荣则皮毛焦，皮毛焦则津液去皮节，津液去皮节者，则爪枯毛折。毛折者则毛先死。丙笃丁死，火胜金也。

【注】手太阴之气主皮毛，是以太阴气绝则皮毛焦。手太阴主气，气主熏肤泽毛，故太阴者，行气温于皮毛者也。是以气不荣，则皮毛焦。津液随三焦出气以温肌肉，淖泽于骨节，润泽于皮肤，气不荣则津液去皮节，津液去皮节则爪枯毛折矣。毛先死者，手太阴之气先绝于外。丙笃丁死，肺脏之气死于内也。

手少阴气绝则脉不通，脉不通则血不流，血不流则色不泽。故其面黑如漆柴者，血先死。壬笃癸死，水胜火也。

【注】心主血脉，故手少阴气绝，则脉不通，脉随气行者也。脉不通则血不流，血随脉气流行者也。夫心之合脉也，其荣色也。毛者血气之所生也，故血脉不流，则毛色不泽，面如漆柴。少阴气绝，则血先死。壬笃癸死，心脏之火气灭也。

足太阴气绝者则脉不荣肌肉。唇舌者肌肉之本也，脉不荣则肌肉软。肌肉软则肉①萎，人中满，人中满则唇反。唇反者，肉先死。甲笃乙死，木胜土也。

【注】足太阴之气生于脾，脾藏荣而外主肌肉，是以太阴气绝则脉不荣肌肉矣。脾开窍于口，主为卫使之迎粮，故唇舌为肌肉之本。脉不荣，则肉萎唇反，太阴之生气绝于外也。甲笃乙死，脾脏之气死于内也。

足少阴气绝则骨枯。少阴者冬脉也，伏行而濡骨髓者也。故骨不濡则肉不能着也。骨肉不相亲则肉软却，肉软却故齿长而垢，发无泽。发无泽者，骨先死。戊笃己死，土胜水也。

【注】足少阴之气主骨，故气绝则骨枯。冬脉者，谓五脏之脉气合四时，而外濡于皮肉筋骨者也。夫豁骨属骨，肉本于骨也。故骨不濡，则肉不能着于骨，而骨肉不相亲矣。骨肉不相亲，则骨气外脱而齿长且垢矣。夫肾主藏精而化血，发者血之余也。发无泽者，肾脏之精气绝，而骨先死矣。

足厥阴气绝则筋绝。厥阴者肝脉也。肝者筋之合也。筋者聚于阴器而脉络于舌本也。故脉弗荣则筋急，筋急则引舌与卵。故唇青、舌卷、卵缩，则筋先死。庚笃辛死，金胜木也。

【注】足厥阴之气主筋，故气绝则筋绝。厥阴肝脉也，肝者筋之合，谓厥阴之气合于肝脉，肝脏之气合于筋也。聚于阴器者，筋气之会于宗筋也。筋聚于阴器而络于舌本，故脉不荣于筋，则筋急而舌卷、卵缩矣。厥阴气绝，则筋先死。庚笃辛死，金胜木而肝脏之木气绝也。

五阴气俱绝则目系转，转则目运。目运者为志先死。志先死，则一日半死矣。

【注】心系上系于目系，目系转者，心气将绝也。火之精为神，水之精为志。神生于精，火生于水，故志死而神先绝。所谓生则俱生、急即俱死也。天一生水，地二生火。一日半者，一二日之间，阴阳水火之气，终于天地始生之数也。

六阳气绝，则阴与阳相离，离则腠理发泄，绝汗乃出，故

---

① 肉：《灵枢》作"舌"。

旦占夕死，夕占旦死。

【注】三阳之气，根于阴而出于阳。是以六阳将绝，则阴与阳相离矣。离则阳气外脱，腠理发泄，绝汗乃出，而阳气终也。三阳者，应天之气，是以旦占夕死，夕占旦死，不能终天运之一周。

凡诊络脉，脉色青则寒且痛，赤则有热。胃中寒，手鱼之络多青矣。胃中有热，鱼际络赤。其暴黑者，留久痹也。其有赤、有黑、有青者，寒热气也。其青短者，少气也。凡刺寒热者，皆多血络，必间日而一取之，血尽乃止，乃调其虚实。其青而短者少气，甚者泻之则闷，闷甚则仆不得言，闷则急坐之也。

【注】凡诊络脉，脉色青则寒，赤则有热，盖浮络之血气皆见于皮之部也。胃中寒，手鱼之络多青；胃中热，鱼际络赤。盖皮络之气血，本胃腑所生，从手阳明少阳注于尺肤而上鱼也。气者，三阴三阳之气，胃腑之所生也。少气甚者，泻之则闷，气益虚而不能行于外也。闷甚则仆，不能言者，谓阴阳六气生于胃腑水谷之精，而本于先天之水火也。少阴之气厥于下，则仆而不得言，故闷则急坐之，以启少阴之气，如缓带被发大杖重履而步之一法也。

师传篇

黄帝曰：《本脏》以身形肢节䐃①肉，候五脏六腑之小大焉。今夫王公大人临朝即位之君而问焉，谁可扪循之而后答乎？岐伯曰：身形肢节者，脏腑之盖也，非面部之阅也。黄帝曰：五脏之气阅于面者，余已知之矣，以肢节知而阅之奈何？岐伯曰：五脏六腑者，肺为之盖，巨肩陷咽，候见其外。黄帝曰：善！岐伯曰：五脏六腑，心为之主，缺盆为之道。骺②骨有余，

---

① 䐃（guó 国）：《灵枢》作"腘"。义长。

② 骺（guā 刮）：肩端骨。

以候髑骬①。黄帝曰：善！岐伯曰：肝者主为将，使之候外。欲知坚固，视目小大。黄帝曰：善！岐伯曰：脾者主为卫，使之迎粮，视唇舌好恶以知吉凶。黄帝曰：善！岐伯曰：肾者主为外，使之远听，视耳好恶以知其性。黄帝曰：善！愿闻六腑之候。岐伯曰：六腑者，胃为之海，广骸②，大颈，张胸，五谷乃容。鼻隧以长，以候大肠。唇厚人中长，以候小肠。目下果③大，其胆乃横。鼻孔在外，膀胱漏泄。鼻柱中央起，三焦乃约。此所以候六腑者也。上下三等，脏安乃良矣。

【注】此言望而知之，斯可谓国士也。夫人生于地，悬命于天，天地合气，命之曰人。在天主气，在地成形，此天之生命，所以立形定气，而视寿夭者必明乎此。是以五脏之气见于色，脏腑之体应乎形，既能阅于面而知五脏之气，又当阅其形以知脏腑之形，知气知形，斯可谓望知之神。髑骬，胸骨也。肝乃将军之官，故主为将；脾乃转运之官，故主为卫；肾开窍于耳，故主为外，言其听之远也。坚固者，五脏之有坚脆也；吉凶者，脏安则吉，脏病则凶也。性者，五脏有端正偏倾之性也。鼻乃肺之窍，大肠者肺之腑，故鼻以候大肠。口乃脾之窍，小肠受盛脾胃之浊而上属于胃，故唇与人中以候小肠。目乃肝之窍，故目下以候胆。膀胱者，津液之腑，气化则出。鼻孔在外，谓鼻孔之气出在外，则膀胱漏泄，盖上窍通而下窍泄也。三焦者，决渎之官，水道出焉。气约则止，不约则遗。鼻柱中央起者，谓鼻之吸气从中央而起，则三焦乃约。盖上气吸入则下约，上气呼出则下通，上下开阖之相应也。此言脏腑之形外内相应者，亦由气之所感也，谓天地人三部之相等也。

五阅五使篇

黄帝问于岐伯曰：余闻刺有五官五阅，以观五气。五气者，

---

① 髑骬（hé yú 合于）：胸骨。
② 骸（hái 孩）：泛指骨骼，此指胸胁诸骨。
③ 果：此指眼眶。

五脏之使也，五时之副也。愿闻其五使当安出？岐伯曰：五官者，五脏之阅也。黄帝曰：愿闻其所出，令可为常。岐伯曰：脉出于气口，色见于明堂。五色更出，以应五时，各如其脏，经气入脏，必当治里。

【注】言五脏之气，外见于五色，上通于五窍，五色更出以应五时，各如其脏，此从内而应于外也。如从外而内，是当皮而络，络而脉，脉而经，经而脏，故曰经气入脏，必当治里。夫色见于皮肤，五脏之气见于色者，盖亦从经脉而出于皮肤，故曰五脉安出，五色安见。

帝曰：善！五色独决于明堂乎？岐伯曰：五官已辨，阙庭必张，乃立明堂。明堂广大，蕃蔽见外，方壁高基，引垂居外，五色乃治。平博广大，寿中百岁。见此者刺之必已。如是之人者，血气有余，肌肉坚致，故可苦以针。

【注】此论五脏之气，应土基之博厚也。阙庭，天庭也。明堂，王者听政之堂，犹天阙在上，王宫在下也。蕃蔽者，颊侧耳门之间，犹明堂之藩屏也。方壁高基者，四方之墙壁坚固，而地基高厚也。引垂居外者，边陲在外，为中土之保障也。此土基之平博广大，以配五色之润泽高明，如是者，天地交而二气亨，寿必中百岁而去。

黄帝曰：愿闻五官。岐伯曰：鼻者肺之官也，目者肝之官也，口唇者脾之官也，舌者心之官也，耳者肾之官也。黄帝曰：以官何候？岐伯曰：以候五脏。故肺病者喘息鼻张，肝病者眦青，脾病者唇黄，心病者舌卷短颧赤，肾病者颧与颜黑。

【注】官之为言司也，所以闻五臭，别五色，受五谷，知五味，听五音，乃五脏之气外应于五窍，而五窍之各有所司也。五官者，五脏之阅也，阅其五官之色证，则知五脏之病矣。

黄帝曰：五脉安出，五色安见，其常色殆者何如？岐伯曰：

五官不辨，阙庭不张，小其明堂。蕃蔽不见，又埤①其墙。墙下无基，垂角去外。如是者，虽平常殆，况加病哉！

【注】此言土基埤薄者，其常色亦殆。盖人秉天地之气以生，得博厚高明而后能悠久。

黄帝曰：五色之见于明堂，以观五脏之气。左右高下，各有形乎？岐伯曰：五脏之在中也，各以次舍，左右上下，各如其度也。

【注】明堂者，鼻也。五脏次于中央，六腑挟其两侧。言五色见于明堂，而脏腑之气各有所次之部位。

逆顺肥瘦篇

黄帝曰：愿闻人之白黑、肥瘦、小②长，各有数乎？岐伯曰：年质壮大，血气充盈。肤革坚固，因加以邪。刺此者深而留之，此肥人也。广肩腋，项肉薄，皮厚而黑色，唇临临然，其血黑以浊，其气涩以迟。其为人也，贪于取与。刺此者深而留之，多益其数也。

【注】广肩腋者，广阔于四旁也。项乃太阳之所主，项肉薄而皮厚黑色者，太阳之水气盛也。唇乃脾土之外候，临临然者，土气厚大也。黑者水之色，血黑以浊者，精水之重浊也。气涩以迟者，肌肉厚而气道滞也。夫太过则能与，不及则贪取，贪于取与者，不得中和之道，过犹不及也。

黄帝曰：刺瘦人奈何？岐伯曰：瘦人者，皮薄色少，肉廉廉然，薄唇轻言，其血清气滑，易脱于气，易损于血。刺此者浅而疾之。

【注】皮薄色少，秉天气之不足也。肉廉廉而瘦洁，薄唇轻言，秉地气之不足也。血清者水清浅也。气滑者肌肉薄而气道滑利也。

---

① 埤（pí 皮）：低下。
② 小：《灵枢》作"少"。

黄帝曰：刺常人奈何？岐伯曰：视其白黑各为调之。其端正敦厚者，其血气和调。刺此者无失常数也。

【注】黑白者水天之色也。端正敦厚者，坤之德也。此得天地平和之气，故其血气和调也。常数者，天地之常数也。盖以人应天地之气，而针合天地人之数也。

黄帝曰：刺壮士真骨者奈何？岐伯曰：刺壮士，真骨坚，肉缓，节监监然，此人重则气涩血浊。刺此者，深而留之，多益其数。劲则气滑血清。刺此者，浅而疾之。

【注】先天之真元，藏于肾，而肾主骨。天真完固而后骨肉充满。真骨坚，肉缓，节监监者，筋和而肌肉充也。监监者，卓立而不倚也。其人重浊，则气涩血浊；其人轻劲，则气滑血清。盖元真者，乃混然之气，已生之后而有轻重高下之分焉。深而留之，浅而疾之，导其气出入于外内也。

五变篇

黄帝曰：人之善病风厥漉汗者，何以候之？少俞答曰：肉不坚，腠理疏，则善病风。黄帝曰：何以候肉之不坚也？少俞答曰：腘①肉不坚而无分理。理者粗理，粗理而皮不致者，腠理疏，此言其浑然者。

【注】言皮不致密，肉理粗疏，致风邪厥逆于内而为漉漉之汗。盖津液充于皮腠之间，皮溃理疏，则津泄而为汗矣。委中，太阳之部分也。盖太阳之气主于皮肤，如腘肉不坚而无分理。无分理者粗理也，粗理而皮不致密，则腠理疏而浑然汗出矣。

黄帝曰：人之善病消瘅者，何以候之？少俞答曰：五脏皆柔弱者，善病消瘅。黄帝曰：何以知五脏之柔弱也？少俞答曰：夫柔弱者必有刚强，刚强多怒，柔者易伤也。黄帝曰：何以候

---

① 腘：《灵枢》作"腘"。义胜。

柔弱之与刚强？少俞答曰：此人薄皮肤而目坚固以深者，长冲①直扬，其心刚，刚则多怒，怒则气上逆，胸中蓄积，血气逆留，膲②皮充肌，血脉不行，转而为热，热则消肌肤，故为消瘅。此言其人暴刚而肌肉弱者也。

【注】消瘅者，瘅热而消渴消瘦也。《邪气脏腑篇》曰：五脏之脉微小为消瘅。盖五脏主藏精者也。五脏皆柔弱，则津液竭而善病消瘅矣。夫形体者，五脏之外合也。薄皮肤而肌肉弱，则五脏皆柔弱矣。夫柔弱者，必有刚强，谓形质弱而性气刚也。故此人薄皮肤而目坚固以深者，其气有长冲直扬之势，其心刚，刚则多怒，怒则气上逆而血积于胸中，气逆留则充塞于肌肉，血蓄积则脉道不行，血气留积，转而为热，热则消肌肤，故为消瘅。此言其人暴刚而肌肉弱者也。盖肌肉弱则五脏皆柔，暴刚则多怒而气上逆矣。

黄帝曰：人之善病寒热者，何以候之？少俞答曰：小骨弱肉者，善病寒热。黄帝曰：何以候骨之小大，肉之坚脆，色之不一也？少俞答曰：颧骨者，骨之本也。颧大则骨大，颧小则骨小。皮肤薄则其肉无䐃，其臂懦懦然，其地色殆然，不与其天同色，汗然独异，此其候也。然后臂薄者，其髓不满，故善病寒热也。

【注】肾主骨，颧者肾之外候也。故颧骨为骨之本，颧大则周身之骨皆大，颧小则知其骨小也。䐃者，肉之脂标也。懦懦，柔弱也。臂薄者，股肱之大肉不丰也。地色者，地阁之色殆不与天庭同色，此土气之卑污也。髓者，骨之充也，骨小则其髓不满矣。夫在外者皮肤为阳，筋骨为阴，骨小皮薄，则阴阳两虚矣。阳虚则生寒，阴虚则发热，故其人骨小皮薄者，善病寒热也。

黄帝曰：何以候人之善病痹者？少俞答曰：粗理而肉不坚者，善病痹。黄帝曰：痹之高下有处乎？少俞答曰：欲知其高下者，各视其部。

① 冲：《灵枢》作“衡”，指眉毛，可参。
② 膲（kuān 宽）：身体。

【注】理者肌肉之文理，如粗疏而不致密，则邪留为痹。夫皮脉肉筋骨，五脏之分部也。《痹论》曰：风寒湿三气杂至合而为痹。以冬遇此者为骨痹，以春遇此者为筋痹，以夏遇此者为脉痹，以至阴遇此者为肌痹，以秋遇此者为皮痹。故各视其部，则知痹之高下。盖心肺之痹在高，肝肾脾痹在下也。

黄帝曰：人之善病肠中积聚者，何以候之？少俞答曰：皮肤薄而不泽，肉不坚而淖泽，如此则肠胃恶。恶则邪气留止积聚，乃伤脾胃之间，寒温不次，邪气稍至，蓄积留止，大聚乃起。

【注】皮肤薄而气不充身泽毛，肉不坚而津液不能淖泽，如此则肠胃恶。盖津液血气，肠胃之所生也，恶则邪气留止而成积聚，乃伤脾胃之间，若再饮食之寒温不节，邪气稍至，即蓄积而大聚乃起。夫肠乃肺之合而主皮主气，胃乃脾之合而主肉主津，故皮肤薄而肉不坚，则气不充而津液不淖泽矣。气不充而液不泽，则毫毛开而腠理疏，疏则邪气留止，渐溜于肠胃之间而成积聚矣。

本脏篇

心小则安，邪弗能伤，易伤以忧；心大则忧不能伤，易伤于邪。心高则满于肺中，悗①而善忘，难开以言；心下则脏外，易伤于寒，易恐以言。心坚则脏安守固，心脆则善病消瘅热中；心端正则和利难伤，心偏倾则操持不一，无守司也。

【注】心小则神气收藏，故邪弗能害，易伤以忧也；心大则神旺而忧不能伤，神气外弛，故易伤于邪也。肺者心之盖，故心高则满于肺中。在心主言，在肺主声，满则心肺之窍闭塞，故闷而善忘，难开以言也。经云：心部于表。故心下则脏外，易伤于寒，易恐以言也。心坚则脏安守固，心脆则善病消瘅热中。盖以五脏主藏精者也，五脏脆弱则津液微薄，故皆成消瘅。心正则精神和利，而邪病难伤。心偏倾则操持不一，无守司也。

---

① 悗：同“闷”。

肺小则少饮，不病喘喝；肺大则多饮，善病胸痹喉痹，逆气。肺高则上气肩息咳；肺下则居贲迫肺，善胁下痛。肺坚则不病咳上气；肺脆则苦病消瘅，易伤。肺端正则和利难伤；肺偏倾则胸偏痛也。

【注】肺主通调水道，故小则少饮，大则多饮。肺居胸中，开窍于喉，以司呼吸，故小则不病喘喝，大则善病胸痹喉痹。肺主气，故高则上气息肩而咳也。贲乃胃脘之贲门，在胃之上口，肺下则居贲间而胃脘迫，血脉不通，故胁下痛。胁下乃肺脉所出之云门、中府处也。肺坚则气不上逆而咳，肺脆则苦病消瘅而肺易伤也。肺藏气，气舍魄，肺端正则神志和利，邪不能伤，肺偏倾则胸偏痛也。

肝小则脏安，无胁下之痛；肝大则逼胃迫咽，迫咽则苦膈中且胁下痛。肝高则上支贲切胁，悗为息贲；肝下则逼胃胁下空，胁下空则易受邪。肝坚则脏安难伤；肝脆则善病消瘅易伤。肝端正则和利难伤；肝偏倾则胁下痛也。

【注】肝居胁下，小则脏安而无胁下之痛。肝居胃之左，故大则逼胃，而胃脘上迫于咽也。肝在膈之下，故大则苦于膈中，且胁下痛。肝脉贯膈上注肺，故高则上支贲切，胁悗为息贲。肝居胃旁，故下则逼胃而胁下空，空则易受于邪，盖胁乃邪正出入之枢部。肝坚则脏安难伤，肝脆则善病消瘅而易伤也。肝藏血，血舍魂，端正则神志和利，偏倾则胁痛也。

脾小则脏安，难伤于邪也；脾大则苦凑䏚①而痛，不能疾行。脾高则䏚引季胁而痛；脾下则下加于大肠，下加于大肠则脏苦受邪。脾坚则脏安难伤；脾脆则善病消瘅易伤。脾端正则和利难伤；脾偏倾则善满善胀也。

【注】脾为中土而主于四旁，故小则脏安而难伤于邪。脾居于腹，在胁骨之䏚②，故大则苦凑䏚而痛。脾主四肢，故不能疾行。胁在䏚之上，故高

---

① 凑䏚（miǎo 秒）：肋下发胀。凑，充聚也；䏚，肋下空软处。
② 䏚：原作"秒"，据上下文例改。

则胁引季胁而痛，下则加于大肠而脏苦受邪，盖脏虚其本位也。脾坚则脏安难伤，脾脆则善病消瘅而易伤也。脾藏意，意舍荣，端正则神志和利，偏倾则善满善胀也。

肾小则脏安难伤；肾大则善病腰痛，不可以俯仰，易伤于邪。肾高则苦背膂①痛，不可以俯仰；肾下则腰尻②痛，不可以俯仰，为狐疝。肾坚则不病腰背痛；肾脆则苦病消瘅易伤。肾端正则和利难伤；肾偏倾则苦腰尻痛也。

【注】夫脏者，藏也。故小则脏安难伤，大则善病腰痛，腰乃肾之腑也。夫腰脊者，身之大关节也，故腰痛、背膂痛、腰尻痛，皆不可以俯仰。肾附于腰脊间，故病诸痛也。狐疝者，偏有大小，时时上下。狐乃阴兽，善变化而藏。睾丸上下，如狐之出入无时，此肾脏之疝也。肾坚则不病腰背痛，脆则苦病消瘅而易伤也。肾藏精，精舍志，脏体端正则神志和利而难伤，偏倾则苦腰尻痛也。

赤色小理者心小，粗理者心大；无髑骬者心高，髑骬小短举者心下；髑骬长者心下坚，髑骬弱小以薄者心脆；髑骬直下不举者心端正，髑骬倚一方者心偏倾也。

【注】小理者，肌肤之文理细密；粗理者，肉理粗疏。大肉䐃脂，五脏所生也。故候肉理之粗细，即知脏形之大小。髑骬，胸下蔽骨也。䐃肉，本于脏腑募原之精津以资生。募原者，脏腑之膏肓也。五脏所藏之精液溢于膏肓，而外养于䐃肉，是以五脏病者，大肉陷下，破䐃脱肉也。

白色小理者肺小，粗理者肺大；巨肩反膺陷喉者肺高，合腋张胁者肺下；好肩背厚者肺坚，肩背薄者肺脆；背膺厚者肺端正，胁偏疏者肺偏倾也。

【注】肺居肩膺之内，胁腋之上。故视其肩背膺腋，即知肺之高、下、坚、脆、端、倾。

---

① 膂（lǚ 缕）：脊骨。
② 尻（kāo）：尾骶部的通称。

青色小理者肝小，粗理者肝大；广胸反骹①者肝高，合胁兔骹②者肝下；胸胁好者肝坚，胁骨弱者肝脆；膺腹好相得者肝端正，胁骨偏举者肝偏倾也。

【注】骹者，胸胁交分之扁骨。内膈，前连于胸之鸠尾，旁连于胁，后连于脊之十一椎。肝在膈之下，故广胸反骹者肝高，合胁兔骹者肝下。兔者骨之藏伏也。肝脉下循于腹之章门，上循于膺之期门。在内者从肝别贯膈，故膺腹好相得者肝端正，胁骨偏举者肝偏倾也。

黄色小理者脾小，粗理者脾大；揭唇③者脾高，唇下纵者脾下；唇坚者脾坚，唇大而不坚者脾脆；唇上下好者脾端正，唇偏举者脾偏倾也。

【注】唇者脾之候，故视唇之好恶，以知脾脏之吉凶。

黑色小理者肾小，粗理者肾大；高耳者肾高，耳后陷者肾下；耳坚者肾坚，耳薄不坚者肾脆；耳好前居牙车④者肾端正，耳偏高者肾偏倾也。凡此诸变者，持则安，减则病也。

【注】耳者肾之候，故视耳之好恶以知肾脏之高下偏正。凡此诸变，神志能持则安，减则病矣。

五脏六腑，邪之舍也。五脏皆小者少病，苦焦心，大愁忧；五脏皆大者，缓于事，难使以忧。五脏皆高者，好高举措；五脏皆下者，好出人下。五脏皆坚者，无病；五脏皆脆者，不离于病。五脏皆端正者，和利得人心；五脏皆偏倾者，邪心而善盗，不可以为人平，反复言语也。

【注】五脏所以藏精神血气魂魄志意者也，故小则血气收藏而少病。小则神志畏怯，故苦焦心大忧愁也。五脏皆大者，神志充足，故缓于事，难使

---

① 反骹（qiāo 敲）：指肋骨下缘高起。
② 兔骹：指下部肋骨低陷。
③ 揭唇：即口唇向上翻卷。杨上善注："揭，举也。"
④ 牙车：亦称颊车，即下颌角处。

以忧。五脏皆高者，好高举措；五脏皆下者，好出人下。此皆因形而情志随之，和于中则著于外，故得人心也。善盗者贪取之小人，语言反复，不可以为平正之人。

肺合大肠，大肠者皮其应。心合小肠，小肠者脉其应。肝合胆，胆者筋其应。脾合胃，胃者肉其应。肾合三焦膀胱，三焦膀胱者，腠理毫毛其应。

【注】五脏为阴，六腑为阳，脏腑雌雄相合。五脏内合六腑，六腑外应形身，阴内而阳外也。故视其外内之皮脉肉筋骨，则知六腑之厚薄长短矣。肾将两脏，一合三焦，一合膀胱。

肺应皮。皮厚者大肠厚，皮薄者大肠薄。皮缓腹裹大者，大肠大而长；皮急者大肠急而短。皮滑者大肠直；皮肉不相离者，大肠结。

【注】五脏内合六腑，外应于皮脉肉筋骨，是以肺应皮而皮厚者大肠厚，皮薄者大肠薄。脏腑之形气，外内交相输应者也。

心应脉。皮厚者脉厚，脉厚者小肠厚；皮薄者脉薄，脉薄者小肠薄。皮缓者脉缓，脉缓者小肠大而长；皮薄而脉冲小①者，小肠小而短。诸阳经脉皆多纡屈者，小肠结。

【注】《邪气脏腑篇》曰：脉急者尺之皮肤亦急，脉缓者尺之皮肤亦缓。皮脉之相应也，有如此。

脾应肉。肉䐃坚大者胃厚，肉䐃么②者胃薄。肉䐃小而么者胃不坚；肉䐃不称身者胃下，胃下者下脘约不利。肉䐃不坚者胃缓，肉䐃无小裹累③者胃急。肉䐃多小裹累者胃结。胃结者，上脘约不利也。

【注】胃有上脘、中脘、下脘，故胃下则下脘约不利，结则上脘约不

① 冲小：即虚小。杨上善注："冲，虚也，脉虚小也。"
② 么：细薄。
③ 小裹累：小颗粒累累无数。裹，一作"果"，同"颗"。

利也。

肝应爪。爪厚色黄者胆厚，爪薄色红者胆薄；爪坚色青者胆急，爪濡色赤者胆缓；爪直色白无约者胆直，爪恶色黑多纹者，胆结也。

【注】爪者筋之余，故肝应爪，视爪之好恶，以知胆之厚薄缓急也。五脏六腑，皆取决于胆，故秉五脏五行之气色。

肾应骨。密理厚皮者三焦膀胱厚，粗理薄皮者三焦膀胱薄。疏腠理者三焦膀胱缓，皮急而无毫毛者三焦膀胱急。毫毛美而粗者三焦膀胱直，稀毫毛者三焦膀胱结也。

【注】太阳之气主皮毛，三焦之气通腠理，是以视皮肤腠理之厚薄，则内应于三焦膀胱矣。又津液随三焦之气以温肌肉充皮肤。三焦者少阳之气也。《本经》云：熏肤、充身、泽毛，是谓气。是以皮毛皆应于三焦膀胱。

视其外应以知其内脏，则知所病矣。

【注】六腑内合五脏，外应于皮肉筋骨，故视其外应以知其内脏，则知其所病矣。盖六腑之厚薄缓急大小而为病者，与五脏之相同也。

五色篇

雷公问于黄帝曰：五色独决于明堂乎？小子①未知其所谓也。黄帝曰：明堂者鼻也，阙者眉间也，庭者颜也，蕃者颊侧也，蔽者耳门也。其间欲方大，去之十步皆见于外，如是者寿必中百岁。

【注】五脏生于地之五行，地之五行上呈天之五色，及三阴三阳之六气，故色见于明堂。脉出于气口，乃五脏之气见于色而应于脉也。故曰五气者，五脏之使也，五时之副也。气口者，左之人迎右之寸口，所以候三阴三阳之气。三阴三阳者，五脏六腑之气也。

雷公曰：五官之辨奈何？黄帝曰：明堂骨高以起，平以直。

---

① 小子：自谦之词。

五脏次于中央，六腑挟其两侧。首面上于阙庭，王宫在于下极。五脏安于胸中，真色以致，病色不见，明堂润泽以清。五官恶得无辨乎？

【注】五官者，五脏之外候也。明堂者鼻也，鼻之准骨贵高起而平直。五脏次于中央：阙庭之中肺也，阙下者心也，直下者肝也，再下者脾也，脏为阴而主中，故候次于中央也。六腑挟其两侧：肝左者胆也，方上者胃也，中央者大肠也，面王①以上者小肠也，面王以下者膀胱子处也。腑为阳而主外，故位次于两侧也。肾为水脏，故挟大肠而位于蕃蔽之外，应地居中而海水之在外也。首面上于阙庭，王宫在于下极，应天阙在上，王宫在下，有天地人之三部也。阙庭者肺，肺主天而居上。极下者脾，脾主地而居下。王宫者心之部，心为君主而居中也。五脏安居于胸中，而脏真之色致见于外，五官恶得无辨乎？

雷公曰：其不辨者可得闻乎？黄帝曰：五色之见也，各出其色部，部骨陷者，必不免于病矣。其色部承袭者，虽病甚不死矣。

【注】不辨者，谓不辨其真色而辨其病色也。五色之见，各出其色部者，谓五脏之病色各见于本部也。《刺热论》曰：色荣颧骨热病也。部骨陷者，谓本部之色隐然陷于骨间，此必不免于病矣。盖病生于内者从内而外，色隐见于骨者病已成矣。承袭者，谓子袭母气也，如心部见黄、肝部见赤、肺部见黑、肾部见青，此子之气色承袭于母部，虽病甚不死。盖从子以泄其母病也。

雷公曰：官五色奈何？黄帝曰：青黑为痛，黄赤为热，白为寒，是为五官。

【注】青黑者风寒之色，故为痛；黄赤者火土之色，故为热；白者清肃之气，故为寒。是以五色之所司，而为外因之病也。

雷公曰：以色言病之间甚奈何？黄帝曰：其色粗以明，沉

---

① 面王：鼻尖部。

夭者为甚。其色上行者病益甚；其色下行，如云彻散者，病方已。五脏各有藏部，有外部有内部也。色从外部走内部者，其病从外走内。其色从内走外者，其病从内走外。病生于内者，先治其阴，后治其阳，反者益甚。其病生于阳者，先治其外，后治其内，反者益甚。

【注】粗明主阳，沉夭主阴，阴阳交见，故病甚。夫色乃五脏五行之气，从内而出，自下而上，以见于面。其色上行者，病气方殷，故为益甚。夫地气升而为云，得天气降而彻散，故病方已也。藏部，脏腑之分部也。五脏次于中央为内部，六腑挟其两侧为外部。色从外部走内部者，外因之病从外走内也。其色从内部走外部者，内因之病从内走外也。盖腑为阳而主外，脏为阴而主内也。故病生于内者，先治其阴后治其阳，反者益甚；其病生于阳者，先治其外，后治其内，反者益甚也。

雷公曰：小子闻风者百病之始也，厥逆者寒湿之起也，别之奈何？黄帝曰：常候阙中，薄泽为风，冲浊为痹，在地为厥，此其常也。各以其色言其病。

【注】地者，地阁也。风乃天气，故常候于阙庭。寒湿者地气，故候在地部。风乃阳邪，故其色薄泽。寒湿者阴邪，故其色冲浊。言风寒湿邪可并于脉中，可入于脏腑，而为卒死之不救。故邪风之至，疾如风雨，而为百病之长，故善治者治皮毛，其次治肌肤，其次治筋脉，其次治脏腑。治脏腑者，半死半生也。是以当明分部，审察外内，而用阴和阳，用阳和阴，勿使邪入于脏而成不救。斯谓之良工，而万举万当也。

雷公曰：人不病卒死，何以知之？黄帝曰：大气入于脏腑者，不病而卒死矣。雷公曰：病小愈而卒死者，何以知之？黄帝曰：赤色出两颧，大如拇指者，病虽小愈必卒死。黑色出于庭，大如拇指，必不病而卒死。

【注】大气入脏者，外淫之邪入于脏腑，故不病而卒死。不病者，无在外之形证也。病小愈而卒死者，内因之病脏腑相乘也。赤色出两颧，黑色出于庭，即下文之所谓肾乘心，心先病，肾为应，色皆如是。盖赤者火之色，

黑者水之色也。小愈者，水济其火也。卒死者，水淫而火灭也。盖五行之气制则生化，淫胜则绝灭矣。夫病在气者，其色散而不聚，乘于脉中者，其色聚而不散。大如拇指者，血脉之聚色也。肾脉注胸中，上络心，赤色出两颧者，肾上乘心而心火之气外出也。黑色出于庭者，肾乘心而心先病，肾为应而亦随之外出，故色皆如是，言皆如拇指也。盖脏者藏也，五色之见于面者，五脏之气见于色也，聚色外见者，脏真之外泄也。

雷公再拜曰：善哉！其死有期乎？黄帝曰：察色以言其时。雷公曰：善乎！愿卒闻之。黄帝曰：庭者首面也，阙上者咽喉也，阙中者肺也，下极①者心也，直下②者肝也，肝左者胆也，下者脾也，方上者胃也，中央者大肠也，挟大肠者肾也，当肾者脐也，面王以上者小肠也，面王以下者膀胱子处也。颧者肩也，颧后者臂也，臂下者手也，目内眦上者膺乳也，挟绳③而上者背也，循牙车以下者股也，中央者膝也，膝以下者胫也，当胫以下者足也，巨分④者股里也，巨屈⑤者膝膑也。此五脏六腑肢节之部也，各有部分。有部分，用阴和阳，用阳和阴。当明部分，万举万当。能别左右，是谓大道。男女异位，故曰阴阳。

【注】察色以言其时者，察五脏五行之色以知所死之时也。如赤色出于两颧者，所死之日壬癸，其时夜半也。黑色出于庭，而死之日戊己，其时辰戌丑未也。脏腑各具五行之色，各有所主之部，故当明其部分，用阴和阳，用阳和阴，阴阳和调，万举万当矣。阳从左，阴从右，能别左右，是谓天地之大道。男子之色从左而右，女子之色从右而左。男女异位，故曰阴阳。

---

① 下极：两目之间。
② 直下：两目中间直下方，即鼻柱。
③ 挟绳：两颊外侧耳前的部位。
④ 巨分：上下牙床大分处。
⑤ 巨屈：颊下的曲骨部。

审察泽夭，谓之良工。沉浊为内，浮泽为外。黄赤为风，青黑为痛，白为寒，黄而膏润为脓，赤甚者为血。痛甚为挛，寒甚为皮不仁。五色各见其部，察其浮沉以知浅深，察其泽夭以观成败，察其散抟以知远近，视色上下以知病处。积神于心，以知往今。故相气不微，不知是非。属意勿去，乃知新故。色明不粗，沉夭为甚。不明不泽，其病不甚。

【注】沉浊为内，浮泽为外。谓外因病从外而内，察其色之浮沉，则知病之外内也。风乃天之阳邪，故色见黄赤。痛为阴痹，故色见青黑。色白为寒，色黄而膏润为痈脓。赤甚者为留血。痛在筋骨，故甚则为拘挛。寒伤皮肤，故甚则为皮不仁。此外因之邪见于五色而各见其部。察其色之浮沉以知病之浅深，察其色之泽夭以观人之成败，察其色之散抟以知病之远近，视其色之上下以知病之所在。积神于心，然后以知往古来今，故相气不微，不知是非，属意勿去，乃知新故。若色明不粗而反见沉夭者，其病为甚。其色虽不明泽而不沉夭者，其病不甚。盖外因之病宜从外散，而不宜内入也。

其色散，驹驹然未有聚，其病散而气痛。聚，未成也。肾乘心，心先病，肾为应，色皆如是。

【注】脏病之散而不聚，则其色散如驹驹然而病未有聚也。若抟聚于脏，血脉相乘，则见抟聚之色，而为卒死之病矣。驹驹然者，如驹之过隙，行而不留者也。其色行散，故病未有聚也。夫气伤痛，其病散于气分而痛者，聚未成于血脉也。若脏病不出于气分，如肾乘心，则心先病，而抟聚之赤色出于两颧，大如拇指矣。肾即为应，而黑色出于庭，亦大如拇指矣。此脏邪聚于脏，从血脉相乘，故色皆如是之聚而不散也。《金匮要略》云：血气入脏即死，入腑即愈。非为一病，百病皆然。在外者可治，入里者即死。

男子色在于面王，为小腹痛，下为卵痛，其圆直为茎痛。高为本，下为首，狐疝㿉①之属也。女子在于面王，为膀胱子处之病。散为痛，抟为聚，方圆左右，各如其色形。其随而下

---

① 㿉（tuí 颓）：阴囊肿大之疝病。亦作"㿗"。

至胝①为淫，有润如膏状，为暴食不洁。左为左，右为右，其色有邪，聚散而不端，面色所指者也。

【注】面王以上者，小肠也；面王以下者，膀胱子处也。故男子色见于面王，为小腹痛，其圆直为茎痛。夫外因病从外而内，其色从上而下，故以高为本下为所行之首，其病乃在下狐疝阴癀之属也。女子色见于面王，为膀胱子处之病。男女之病，散在气分则为痛，抟于血分则为聚。夫狐疝阴癀之属，乃有形之证，其形之或方或圆，或左或右，各如其色形。盖病聚于内，则见聚色于外。形方则色方，形圆则色圆。此病形而不病脏，虽有聚色非死色也。此五脏六腑，各有部分，有外内，能明乎部分，知其外内，万举万当矣。胝者，面王之下部也。其面王之色随而下至胝者，主有淫浊之证，其色润如膏状者，为暴食不洁之物。盖腑为阳而主外，主受纳水谷，传导糟粕，是以或外受风寒，或内伤饮食，皆为病腑而色见于腑部也。色见于左则为病在左，色见于右则为病在右，其所见之色或聚或散，皆斜而不端，其抟聚之面色所谓如指者也。夫血脉传溜，大邪入脏，则为卒死。今腑病而为狐疝阴癀之属，因邪抟而为聚病，故见其聚色，非入脏之死征也。

色者，青黑赤白黄，皆端满，有别乡。别乡赤者，其色赤，大如榆荚，在面王，为不日。

【注】青黄赤白黑，五脏五行之色也。别乡者，如小肠之部在面王，而面王乃心之别乡也。胆之部在肝左，胆部者肝之别乡也。大如榆荚者，血分之聚色，即如拇指之状也。不日者，不终日而卒死也。此言五脏之病色见于本部，五脏之死色见于别乡。如心受外淫之邪而卒死者，其色见于面王；心受内因之病而卒死者，其色出于颧。皆非心脏之本部。但在脏者，其色端满而不斜；在腑者，其色斜而不端。此脏腑死生之有别也。

其色上锐，首空上向，下锐下向，在左右如法。

【注】其色上行者上锐，首虚浮而上行；其色下行者下锐，首虚浮而下行。盖病从内而外者，其本在下，其首在上；病从外而内者，其本在上，其

---

① 胝："脤"的误字。"脤"，"唇"的异体字。

首在下。是以本沉实而首虚浮，此端满之色状也。有邪而不端者，其本在左，其首向右行；其本在右，其首向左行。皆如上锐首空、下锐首空之法。此病在腑而抟聚为色也。

以五色命脏：青为肝，赤为心，白为肺，黄为脾，黑为肾。肝合筋，心合脉，肺合皮，脾合肉，肾合骨也。

【注】上言赤色出于两颧，黑色出于庭，赤色在面王，此心肾之色也。若以五色命脏，则五脏各有五者之色矣。至于肩、臂、膺、背、膝、胫、手、足之部，俱各有五脏所合之皮、脉、肉、筋、骨。视其五色，则知病在内之五脏，在外合之形层。此五脏内合五行，外见五色。若外因风寒暑湿之邪而见于色者，六气之应于色也。

卷二　望

《灵枢经》

论勇篇

黄帝曰：四时之风，病人如何？少俞曰：黄色薄皮弱肉者，不胜春之虚风；白色薄皮弱肉者，不胜夏之虚风；青色薄皮弱肉，不胜秋之虚风；赤色薄皮弱肉，不胜冬之虚风也。黄帝曰：黑色不病乎？少俞曰：黑色而皮厚肉坚，固不伤于四时之风。其皮薄而肉不坚，色不一者，长夏至而有虚风者病矣。其皮厚而肌肉坚者，长夏至而有虚风不病矣。其皮厚而肌肉坚者，必重感于寒，外内皆然，乃病。黄帝曰：善！

【注】皮肤肌腠之间，五脏元真之所通会，是以薄皮弱肉，则脏真气虚矣。五脏之气虚，则不能胜四时之虚风矣。虚风者，虚乡不正之邪风也。黑者水之色，论肾气之厚薄也。不伤于四时之风者，谓土旺于四季也，不病长夏之风者，谓土主于长夏也。设有皮厚肉坚，伤于四时之风者，必重感于寒也。夫在地为水，在天为寒，肾为水脏，上应天之寒气，是以色黑。而皮厚肉坚之为病者，必重感于寒，外内皆然乃病。谓外受天之寒邪，内伤肾脏之水气。

卫气失常篇

黄帝问于伯高曰：何以知皮肉气血筋骨之病也？伯高曰：色起两眉薄泽者，病在皮。唇色青黄赤白黑者，病在肌肉。荣气濡然者，病在血气。目色青黄赤白黑者，病在筋。耳焦枯受尘垢者①，病在骨。

---

① 者：原脱，据《灵枢》补。

【注】色者，气之章也。两眉间即阙中，乃肺之部。肺合于皮，故色起两眉薄泽，知卫气之病在皮也。肌肉者脾土之外合，土灌四脏，故观唇色青黄赤白黑者，知卫气之病在肌肉也。荣者，血之气也。血之液为汗，汗出而濡然者，知卫气之病在血也。肝主筋，开窍在目，视目色之青黄赤白黑者，知卫气之病在筋也。筋合于三阴三阳十二经脉，故五色之并见也。耳者肾之窍，耳焦枯受尘垢者，知卫气之病在骨也。夫皮、肉、筋、骨，脉外之气分，卫气出于形身而各在其处也。

阴阳二十五人篇

木形之人，比于上角，似于苍帝①。其为人苍色，小头，长面，大肩背，直身，小手足。好有才，劳心，少力，多忧，劳于事。能春夏，不能秋冬，感而病生。足厥阴佗佗然。太角②之人比于左足少阳，少阳之上遗遗然。左角之人比于右足少阳，少阳之下随随然。钛角之人比于右足少阳，少阳之上推推然。判角之人比于左足少阳，少阳之下栝栝然。

【注】木主东方，其音角，其色苍，故木形之人，当比之上角，似于上天之苍帝。色苍者，木之色苍也。头小者，木之巅小也。面长者，木之体长也。肩背大者，木之枝叶繁生，其近肩之所阔大也。身直者，木之体直也。小手足者，木之枝细而根之分生者小也。此自其体而言耳。好有才者，木随用而可成材也。力少者，木易动摇也。内多忧而外劳于事者，木不能静也。耐春夏者，木春生夏长也，不耐秋冬者，木至秋冬而凋落也，故感而病生焉。此自其性而言耳。足厥阴风木主气。佗佗，美也。如木之美材也。夫五音主五运之化气，三阳应六气之司天，五音之合于三阳者，应岁运之干支相合也。足厥阴与足少阳相合，以一阴而合左右太少之四阳者，应地居天之中，而天

---

① 苍帝：神话中的上天五帝之一。《周礼·天官·大宰》："五帝者：东方青（一作苍）帝，南方赤帝，中央黄帝，西方白帝，北方黑帝。"

② 太角：《灵枢》作"大角"，指左上。下文左角指右下，钛（dì 弟）角指右上，判角指左下。

运于上下左右也。大谓之钛，即太角也。太角之人比于左足少阳，钛角之人比于右足少阳，少阳之上遗遗、推推然者，下文之所谓足少阳之上血气盛，则通髯美长也。遗遗，谦下之态，如枝叶之下达也。推推，上进之态，如枝叶之上达也。半谓之判，即少角也。左角之人比于右足少阳，判角之人比于左足少阳，少阳之下随随、栝栝然者，下文之所谓足少阳之下血气盛，则胫毛美长，外踝肥也。随随，从顺之态，如木体之委曲也。栝栝，正直之态，如木体之挺直也。

　　火形之人，比于上徵，似于赤帝。其为人赤色，广䏖，锐面，小头，好肩、背、髀、腹，小手足，行安地，疾心，行摇，肩背肉满，有气。轻财，少信，多虑，见事明，好颜，急心，不寿暴死。能春夏，不能秋冬，秋冬感而病生。手少阴核核然。质徵之人比于左手太阳，太阳之上肌肌然。少徵之人比于右手太阳，太阳之下慆慆然。右徵之人比于右手太阳，太阳之上鲛鲛然。质判之人比于左手太阳，太阳之下支支颐颐然。

　　【注】火主南方，其音徵，其色赤，故火形之人似于上天赤帝。色赤者，火之色赤也。䏖，脊肉也。广䏖者，火之中势炽而大也。面锐头小者，火之炎上者，锐且小也。好肩背髀腹者，火之自下而上，光明美好也。手足小者，火之旁及者，其势小也。行安地者，火从地而起也。疾心者，火势猛也。行摇者，火之动象也。肩背肉满者，即䏖广也。有气者，火有气势也，此自其体而言耳。轻财者，火性易发而不聚也。少信者，火性不常也。多虑而见事明者，火性通明而旁烛也。好颜者，火色光明也。急心者，火性急也。不寿暴死者，火性不久也。此自其性而言耳。耐春夏者，木火相生之时。不耐秋冬者，火畏凉寒也，故秋冬感而病生焉。手少阴君火主气，核核，真实之义，如火之神明正直也。手少阴与手太阳相合。质者，火之形质也，质徵即太徵，质判，即少徵也。质徵之人比于左手太阳，右徵之人比于右手太阳。太阳之上肌肌鲛鲛然者，下文之所谓手太阳之上血气盛，则有多须，面多肉以平也。肌肌然者，肉之充满也。鲛鲛然者，性之踊跃也。少徵之人比于右手太阳，质判之人比于左手太阳，太阳之下慆慆支支然者，下文之所谓手太阳之下血

气盛，则掌肉充满也。愉愉，喜悦之态。支支颐颐，上下之相应也。

土形之人，比于上宫，似于上古黄帝。其为人黄色，圆面，大头，美肩背，大腹，美股胫，小手足，多肉，上下相称，行安地，举足浮。安心，好利人，不喜权势，善附人也。能秋冬，不能春夏，春夏感而病生。足太阴敦敦然。太宫之人比于左足阳明，阳明之上婉婉然。加宫之人比于左足阳明，阳明之下坎坎然。少宫之人比于右足阳明，阳明之上枢枢然。左宫之人比于右足阳明，阳明之下兀兀然。

【注】中央主土，其音宫，其色黄，故土形之人比于上宫，似于上古黄帝。曰上古者，以别于本帝也。色黄者，土之色黄也。面圆者，土之体圆也。头大者，土之高阜也。肩背美者，土之体厚也。腹大者，土之阔充也。股胫美者，充于四体也。小手足者，土溉四旁，至四末而土气渐微也。多肉者，土主肉也。上下相称者，土丰满也。行安重者，土体安重也。举足浮者，土扬之则浮也。此自其体而言耳。安心者，土性静也。好利人者，土以生物为德也。不喜权势善附人者，土能藏垢纳污，不弃贱趋贵也。耐秋冬者，土得令也。不耐春夏者，受木克而土燥也，故春夏感而病生焉。此自其性而言耳。足太阴湿土主气，敦敦然者，有敦厚之道也。足太阴与足阳明相合。太宫之人比于左足阳明，少宫之人比于右足阳明，阳明之上婉婉枢枢然者，下文之所谓足阳明之上血气盛，则髯美长也。婉婉，和顺之态，土之德也。枢枢，如枢转之持重，土之体也。加宫，土之加厚，比上宫也。加宫之人比于左足阳明，左宫之人比于右足阳明，阳明之下坎坎兀兀然者，下文之所谓足阳明之下血气盛，则下毛美长至胸也。坎坎然者，行地之或安或浮，如山路之不平也。兀兀，不动貌，如平陆之安夷也。

金形之人，比于上商，似于白帝。其为人方面，白色，小头，小肩背，小腹，小手足，如骨发踵外，骨轻。身清廉，急心静悍，善为吏。能秋冬，不能春夏，春夏感而病生。手太阴敦敦然。钛商之人比于左手阳明，阳明之上廉廉然。右商之人比于左手阳明，阳明之下脱脱然。左商之人比于右手阳明，阳明之上监监然。少商之人比于右手阳明，阳明之下严严然。

【注】西方主金，其音商，其色白，故金形之人比于上商，似于上天白帝。面方者，金之体方也。色白者，金之色白也。头腹肩背俱小者，金质收敛而不浮大也。小手足、如骨发踵外、骨轻者，金体坚刚而骨胜也。身清廉者，金之体冷而廉洁不受污也。此自其体而言耳。急心静悍者，金质静而性锐利也。善为吏者，有斧断之才也。秋冬者，金水相生之时。不耐春夏者，受木火之制也，故春夏感而病生焉。此自其性而言耳。手太阴燥金主气，敦敦然者，如金体之敦重也。手太阴与手阳明相合。钛商之人，比于左手阳明，左商之人比于右手阳明，阳明之上廉廉监监然者，下文所谓手阳明之上血气盛则髭美也。廉廉如金之洁而不污，监监如金之鉴而明察也。右商之人比于左手阳明，少商之人比于右手阳明，阳明之下脱脱严严然者，下文所谓手阳明之下血气盛，则腋下毛美手鱼肉以温也。脱脱，如金之坚白涅而不淄。严严，如金之整肃也。

水形之人，比于上羽，似于黑帝。其为人黑色，面不平，大头，廉颐①，小肩，大腹，动手足，发行摇身，下尻长，背延延然。不敬畏，善欺绐人，戮死。能秋冬，不能春夏，春夏感而病生。足少阴污污然。太羽之人，比于右足太阳，太阳之上颊颊然。少羽之人比于左足太阳，太阳之下纡纡然。众之为人比于右足太阳，太阳之下洁洁然。桎之为人比于左足太阳，太阳之上安安然。

【注】北方主水，其音羽，其色黑，故水形之人比于上羽，似于上天黑帝。色黑者，水之色黑也。面不平者，水面有波也。头大者，水面平阔也。颐乃肾之部，廉颐者，如水之清濂也。小肩大腹者，水体之在下也。动手足者，水流于四旁也。发身摇者，水动而不静也。下尻长者，足太阳之部如水之长也。背主督脉，背延延然，太阳之水上通于天也。水懦弱，民狎而玩之则多死焉，故人不敬畏而善欺绐人也。戮死者多因戮力劳伤而死，盖水质柔

弱，而不宜过劳也。秋冬者，金水相生之时，春时木泄水气，夏时火熯水涸也，故春夏感而病生焉。足少阴寒水主气，污污然者，卑下之态如川泽之纳污也。足少阴与足太阳相合。太羽之人比于右足太阳，桎之为人比于左足太阳，太阳之上颊颊安安然者，下文之所谓足太阳之上血气盛，则美眉，眉有毫毛也。颊，侠辅也。颊颊然者，谓太阳在上如有侠辅而尊贵也。安安然者，安然而不动也。少羽之人比于左足太阳，众羽之人比于右足太阳，太阳之下纤纤洁洁然者，下文之所谓足太阳之下血气盛，则跟肉满踵坚也。纤纤，纤洄之态，如水之洄旋也。洁洁，如水之清洁也。曰众之为人者，谓居海滨平陆之大众，如水之在下而形体清洁也。桎之为人者，谓居冈陵山谷之人民，如山之在上，安然而不动也。盖水性动而不静，故水形之人动手足，发行摇身，如居于高陵山谷之中，受加宫之所胜制，则手足如桎梏而安然不动矣。

黄帝曰：得其形，不得其色，何如？岐伯曰：形胜色、色胜形者，至其胜时年加，感则病行，失则忧矣。形色相得者，富贵大乐。黄帝曰：其形色相胜之时，年加可知乎？岐伯曰：凡年忌下上之人，大忌常加，七岁、十六岁、二十五岁、三十四岁、四十三岁、五十二岁、六十一岁，皆人之大忌，不可不自安也。感则病行，失则忧矣。当此之时，无为奸事，是谓年忌。

【注】形胜色者，如太角之人其色黄；色胜形者，如太宫之人其色青也。夫形者，五行之体也；色者，五行之气也。形气相得，感天地之生成，故主富贵大乐。下上之人者，谓左右太少之上下合手足三阳之人，而三阴之人不与焉。年加者，始于七岁，每加九年，乃色形不相得者之所大忌也。夫七岁者少阳也，加九年乃十六岁，再加九年乃二十五岁。盖以手足三阳之人，始于七岁之少阳，再加穷九之老阳，阳亢极而有悔矣。凡此相加之年，皆为斯人之大忌，不可不自安其分也。如感之则病行，有所疏失，失则忧矣。

黄帝曰：夫子之言脉之上下，血气之候，以知形气奈何？

岐伯曰：足阳明之上，血气盛则髯①美长，血少气多则髯短。故气少血多则髯少，血气皆少则无髯，两吻②多画③。足阳明之下，血气盛则下毛美长至胸；血多气少则下毛美短至脐，行则善高举足，足指少肉，足善寒；血少气多则肉而善瘃④；血气皆少则无毛，有则稀枯瘁，善痿厥足痹。

【注】生长须毛者，乃充肤热肉，澹渗皮毛之血气。然手足三阳之气血，各因本经之经脉所循之处而各分皮部，故帝问脉之上下血气之候以知形气。盖以各经脉络所循之上下候之，以知形中之气血也。形者，谓皮肉筋骨也。足阳明之脉其上行者，侠口环唇，下交承浆，是以皮肤之血气盛则髯美而长；血少气多则髯短；气少血多则髯少；气血皆少则无髯。盖血盛则澹渗皮肤而生毫毛，气者所以熏肤充身泽毛者也。是以在上之须眉，在下之毫毛，皆藉皮肤之气血以生长，故气少则髯少，血少则髯短，血气皆少则无髯矣。血气少而不能充皮肤、肥腠理，故两吻多画。盖肌肉不得充满而多瘦纹也。足阳明之脉其下行者，循膺胸，下脐腹，从膝膑而至足跗，故在下皮肤之血气盛，则下毛美而长至胸；血多气少则下毛美短至脐；血气皆少则无毛，虽有亦稀而枯瘁也。足指少肉，足善寒者，气之所以熏肤充身泽毛者也。瘃者，手足寒冷之冻疮。夫血所以温肤热肉，今血少则肉瘃也。痿厥足痹者，血气少而不能荣养筋骨也。

足少阳之上，气血盛则通髯美长；血多气少则通髯美短；血少气多则少须；血气皆少则无须。感于寒湿则善痹，骨痛爪枯也。足少阳之下，血气盛则胫毛美长，外踝肥；血多气少则胫毛美短，外踝皮坚而厚；血少气多则腨毛⑤少，外踝皮薄而软；血气皆少，则无毛，外踝瘦无肉。

---

① 髯：长在颊部的胡须。
② 吻：口角。
③ 画：纹理。
④ 瘃（zhuó 浊）：冻疮。
⑤ 腨毛：小腿部的毫毛。

【注】足少阳经脉，其上行者，循于耳之前后，加颊车，下颈项。是以皮肤之血气盛则通髯美长，血多气少则通髯美短。盖须发乃血之余，是以血多气少，虽短而亦美也。在外者皮肤为阳，筋骨为阴。病在阳者名曰风。病在阴者名为痹。爪者筋之余，血气皆少，不能荣养筋骨，以致寒湿之邪留痹，而为骨痛爪枯也。其经脉之下行者，循膝外廉下辅骨之前，抵绝骨之端，下出外踝之前，循足跗上。是以在下皮肤分肉之血气盛，则胫毛美长，外踝肥；血多则皮坚而厚；血少则皮薄而软。盖血之所以澹渗于皮肤者也。

足太阳之上，血气盛则美眉，眉有毫毛；血多气少则恶眉，面多小①理；血少气多则面多肉；血气和则美色。足太阳之下血气盛，则跟肉满踵坚；气少血多则瘦跟空；血气皆少则善转筋，踵下痛。

【注】足太阳脉起于目内眦，循两眉而上额交巅，是以皮肤之血气盛，则眉美好而有毫毛也。夫充肤热肉，生须毛之血气，乃后天水谷之所生，在上之髭须，在下之长毛，皆生于有生之后。眉乃先天所生，故美眉者，眉得血气之润泽而美也。毫毛者，眉中之长毛，因血气盛而生长，亦后天之所生也。恶眉者，无华彩而枯碎也。面多小理者，多细小之纹理，盖气少而不能充润皮肤也。血少气多则面多肉，气之所以肥腠理也。《内经》云：心之合脉也，其荣色也。《平脉篇》曰：缓则阳气长，其色鲜，其颜光。血气和者，谓经脉皮肤之血气和调，则颜色鲜美也。盖脏腑之俞，皆出于太阳之经，太阳为诸阳主脉也。转筋踵下痛者，血气少而不能荣养筋骨也。

手阳明之上，血气盛则髭②美，血少气多则髭恶，血气皆少则无髭。手阳明之下，血气盛则腋下毛美，手鱼肉以温，气血皆少则手瘦以寒。

【注】手阳明脉其上行者，侠口交人中，上侠鼻孔，是以皮肤之血气盛则髭美，恶者稀而枯瘁也。其经脉之下行者，循臑臂上入两筋之间，出合谷，

---

① 小：原作"少"，据下文改。
② 髭：指口上部的胡须。

故血气盛则腋下毛美而手鱼肉以温，血气皆少则手瘦以寒也。

手少阳之上，血气盛则眉美以长，耳色美；血气皆少则耳焦恶色。手少阳之下，血气盛则手卷①多肉以温；血气皆少，则寒以瘦；气少血多则瘦以多脉。

【注】手少阳脉其上行者，出走耳前，交颊上，至目锐眦，是以皮肤之血气盛，则眉美以长。其下行者从肩臑肘臂而上出手腕，故血气盛则手卷多肉以温。盖手少阳之血气循手表腕，盛则皮缓肉淖，善于卷握也。多脉者，皮肉瘦而脉络多外见也。

手太阳之上，血气盛则有多须，面多肉以平；血气皆少则面瘦恶色。手太阳之下，血气盛则掌肉充满；血气皆少则掌瘦以寒。

【注】手太阳脉其上行者，循于颧颊耳鼻目眦之间，是以皮肤之血气盛，则有多须，面多肉以平；血气皆少，则面瘦色恶。太阳为诸阳主气也，其下行者，循肩臑肘臂而下，出于手腕，是以血气盛则掌肉充满；血气皆少，则掌瘦以寒也。

美眉者，足太阳之脉气血多；恶眉者气血少。其肥而泽者血气有余；肥而不泽者气有余血不足；瘦而无泽者，气血俱不足。审察其形气有余不足而调之，可以知逆顺矣。

【注】美眉者，足太阳之脉气血多也。恶眉者，足太阳之脉气血少也。肌肉肥而颜色润泽者，手足三阳之脉，血气皆有余也。盖足太阳为诸阳主脉，太阳之脉气血盛而美眉，则诸阳之脉血气皆有余而肌肉肥泽矣。故当再审察其皮肤，分肉之气血有余不足而调之，可以知逆顺矣。逆顺者，皮肤经脉之血气交相逆顺而行者也。知逆顺之有余不足，则知所以调之矣。

五音五味篇

圣人视其颜色。黄赤者多热气，青白者少热气，黑色者多血少气。美眉

---

① 手卷：即手腕部。

者太阳多血，通髯极须者少阳多血，美须者阳明多血。此其时然也。

【注】赤主夏，黄主长夏，故黄赤者多热气，热气者阳气也。青主春而白主秋，故青白者，少热气也。黑主冬令之水，而阳气深藏，故多血而少气也。三阴三阳者，乃天之六气，亦合于四时：初之气厥阴风木，二之气少阳相火，三之气少阴君火，四之气太阴湿土，五之气阳明燥金，终之气太阳寒水。在天有此六气，而人亦有此六气。合人之脏腑经脉，有手足十二之分。在天之阴阳，止有太少之六气也。故美眉者太阳多血，通髯极须者少阳多血，美须者阳明多血。

行针篇

重阳之人，熇熇①高高，言语善疾，举足善高。心肺之脏气有余，阳气滑盛而扬。故神动而气先行。

【注】心肺居上为阳，肝肾脾居下为阴，阴中有阳也。重阳之人者，手足左右太少之三阳，及心肺之脏气有余者也。熇熇高高，手三阳之在上也。言语善疾，阴中之阳在中也。举足善高，足三阳之在下也。心藏神，肺主气，心肺之脏气有余，阳气滑盛而扬，故神动而气先行也。

黄帝曰：重阳之人而神不先行者，何也？岐伯曰：此人颇有阴者也。黄帝曰：何以知其颇有阴也？岐伯曰：多阳者多喜，多阴者多怒，数怒者易解，故曰颇有阴。其阴阳之离合难，故其神不能先行也。

【注】心为阳中之太阳，肝为阴中之少阳。心主喜，肝主怒。心藏神，肝藏魂，魂随神以往来者也。神动而气先行者，神魂之相离也。重阳而颇有阴者，阴阳之相合也。阴阳之离合难，故神与魂合，则其神不能先行也。

通天篇

太阴之人，贪而不仁，下齐湛湛，好内而恶出，心和而不发，不务于时，动而后之。此太阴之人也。

---

① 熇（hè 贺）熇：热盛貌。

【注】太阴之人，太偏于阴矣。其人阴险，故贪而不仁。阴内而阳外，故好内而恶出。湛湛，清洁貌。下齐，谦下整齐，足恭之态也。心和而不发，阴柔之性也。不务于时者，不通时务也。动而后之者，见人之举动而后随之，柔顺之态也。

少阴之人，小贪而贼心，见人有亡，常若有得，好伤好害，见人有荣，乃反愠怒，心疾而无恩。此少阴之人也。

【注】少阴之人，少偏于阴，故小贪。然赋阴险之性，局量褊①浅，故常存贼害之心，利人之失而忌人之得也。

太阳之人，居处于于，好言大事，无能而虚说，志发于四野，举措不顾是非，为事如常自用，事虽败而无常悔。此太阳之人也。

【注】于于，自足貌。好言大事，无能而虚说，言大不惭无必为之志也。志发于四野者，放旷而肆志也。举措不顾是非者，恣意妄行，颠倒从远也。自用者，言不式古，行不遵先也。虽败而无常悔者，阳刚而矫强也。阳在外，故偏阳之人，好夸张于外，而无内之实行也。

少阳之人，谛谛②好自贵，有小小官则高自宜，好为外交而不内附。此少阳之人也。

【注】谛谛好自贵者，好自审为贵也。有小官则高者，妄自尊高也。好外交而不内附者，阳性而喜外务也。

阴阳和平之人，居处安静；无为惧惧，无为欣欣；婉然从物，或与不争；与时变化，尊则谦谦。谈而不治，是谓至治。

【注】居处安静者，恬淡虚无也。无为惧惧无为欣欣者，心安而不惧，志闲而少欲也。婉然从物，或与不争者，与物无竞，与世不争也。与时变化者，随时变迁，所谓禹、稷、颜回同道也。居尊而谦，其德愈光也。谈而不治者，无为而治也。至治者，不治之治也。此阴阳和平之象，惟圣贤能备而

---

① 褊（biǎn 扁）：气量狭小。

② 谛（shì 是）谛：细察，详审。

外 诊 法 ——— 四 八

行之，则心正身修而可以平治天下矣。

黄帝曰：治人之五态奈何？少师曰：太阴之人，多阴而无阳。其阴血浊，其卫气涩，阴阳不和，缓筋而厚皮，不之疾泻，不能移之。

【注】太阴之人，多阴无阳，故其阴血浓浊。阳气者，通会于腠理。无阳，故卫气所行之涩滞也。阴血多，故筋缓。血多气少，故皮坚而厚，此阴阳不和之剧。不之疾泻，不能移易也。

少阴之人，多阴少阳。小胃而大肠，六腑不调。其阳明脉小，而太阳脉大。必审调之，其血易脱，其气易败也。

【注】小胃而大肠者，以上为阳，而下为阴也。多阴少阳，故六腑不调也。阳气生于中焦，其阳明脉小者，生阳之本不足也。太阳之气生于水中，太阳脉大者，寒水之气盛也。此阴阳不和，故其血易脱而气易败，必审察其盛虚以调之。

太阳之人，多阳而少阴。必谨调之，无脱其阴而泻其阳。阴重脱者阳①狂。阴阳皆脱者，暴死不知人也。

【注】无脱其阴而泻其阳者，阳为阴之固也。若阴气重脱，则为阳狂。阴阳皆脱，则为暴死。盖阳为阴之固，阴为阳之守，阳气生于阴中，阴重脱则阳亦脱矣。

少阳之人，多阳少阴。经小而络大，血在中而气外。实阴而虚阳，独泻其络脉则强。气脱而疾，中气不足，病不起也。

【注】经小而络大者，以里为阴而表为阳。血在中而气外者，阴在内而阳在外，血为阴而气为阳也。故欲实阴而虚阳，独泻其络脉则强，如泻气则气脱而疾。致中气不足，病不起也。

阴阳和平之人，其阴阳之气和，血脉调。谨诊其阴阳，视其邪正，安容仪。审有余不足：盛则泻之；虚则补之；不盛不虚，以经取之。此所以调阴阳别五态之人者也。

---

① 阳：《灵枢》作"易"。

【注】阴阳之气和，气有阴阳也。血脉调，谨诊其阴阳，血有阴阳也。视其邪正，安其容仪，形中之阴阳也。审其有余不足：盛则泻之，虚则补之，调其气之盛虚也。如气无盛虚，则以经取之，调其血之虚实也。此所以调阴阳别五态之人也。

黄帝曰：夫五态之人者，相与毋故，卒然新会，未知其行也。何以别之？少师答曰：众人之属，不如五态之人者，故五五二十五人而五态之人不与焉。五态之人，犹不合于众者也。

【注】阴阳五态之人，与五音之二十五人不同，犹不合于众人者也。故当视其形状以别之。

黄帝曰：别五态之人奈何？少师曰：太阴之人，其状黮黮然黑色，念然下意，临临然长大，腘然未偻①。此太阴之人也。

【注】黮黮然者，黑暗而无光明也。念然下意，即下齐足恭之意也。身半以下为阴，是以临临然。腘，胫之长大也。

少阴之人，其状清然窃然，固以阴贼，立而躁险，行而似伏。此少阴之人也。

【注】清然，冷貌。窃然者，消沮闭藏之貌也。以阴险贼害为心，故有此态也。其立也躁而不静，阴善躁也。行而似伏者，其内藏沉思反侧之心故耳。

太阳之人，其状轩轩储储，反身折腘。此太阳之人也。

【注】车之向前曰轩，轩轩者，面高而轩昂也。储储，挺然之状。反身折腘者，腹仰而倨然也。此居处于好言大事之人，故有此状也。

少阳之人，其状立则好仰，行则好摇，其两臂两肘②则常出于背。此少阳之人也。

【注】立则好仰，即反身折腘之状。行则好摇者，初阳生动之象也。其两臂两手常出于背者，谓常反挽其手于背，此皆轻倨傲慢之状，无叉手鞠恭

---

① 腘然未偻：谓故作卑躬屈膝，而并非佝偻病。
② 肘：《灵枢》同，《灵枢集注》作"手"。

之貌也。

　　阴阳和平之人，其状委委然、随随然、颙颙然、愉愉然、暶暶然、豆豆然，众人皆曰君子。此阴阳和平之人也。

　　【注】委委，雍雍自得之貌。随随，不急遽也。颙颙，尊严貌。愉愉，和悦也。暶暶，目好貌。豆豆，有品也。盖存乎人者，莫良于眸子。胸中正，故眸子瞭然而美好也。此阴阳和平之君子也。

论疾诊尺篇

　　视人之目窠上，微痈如新卧起状，其颈脉动时咳，按其手足上，窅①而不起者，风水肤胀也。

　　【注】足太阳之脉，起于两目而下出于颈项。太阳之上，寒水主之。太阳之气，运行于肤表，此水随气而溢于皮肤之间，故目窠微肿。颈脉动而肤胀咳者，水留于皮毛而动其肺气也。风水者，因外受于风，风行而水涣也。

　　尺肤滑其淖泽者，风也。尺肉弱者解㑊②安卧。脱肉者寒热不治。尺肤滑而泽脂者，风也。尺肤涩者，风痹也。尺肤粗如枯鱼之鳞者，水泆饮③也。尺肤热甚④脉盛躁者，病温也；其脉盛而滑者，病且出也。尺肤寒，其脉小者，泄少气；尺肤炬然先热后寒者，寒热也。尺肤先寒久大之而热者，亦寒热也。

　　【注】津液淖泽于皮肤，故尺肤滑，其淖泽者，风在于皮肤而鼓动其津液也。脂者，肌肉文理间之脂膜。尺肤滑而泽脂者，风在于肌肉间也。夫在外者皮肤为阳，筋骨为阴，病在阳者名曰风，病在阴者名曰痹。如尺肤涩者，此风痹于筋骨间也。此以尺肤之淖泽滑涩而知风邪之浅深也。肌肉者，五脏元真之所通会，脾土之所主也，故尺肉弱者，主脾土虚而解㑊安卧。解㑊者，

---

　　① 窅（yǎo 咬）：深陷也。
　　② 解㑊（yì 亦）：懈怠，懒于行动。解，"懈"的古字。
　　③ 水泆（yì 溢）饮：指水湿痰饮之属。泆：通"溢"。《庄子·天地》："挈手若抽，数如泆汤。"
　　④ 甚：原作"盛"，据《灵枢》改。

懈惰也。脱肉者，形损也。寒热者，阴阳血气虚也。阳虚则恶寒，阴虚则发热。阴阳形气皆已虚脱，故为不治。如枯鱼之鳞者，皮肤起寒粟也。寒者，水之气。此水邪洪饮于内，故寒色见于外也。温病者，寒毒藏于肌肤，至春发为温病，故尺肤热甚而脉盛躁者，知其为病温也；其脉盛而滑者，知病且出于外也。尺肤寒，其脉小者少气。盖气者，所以温肤热肉，从阴而生，自内而外，故知其泄于内而虚于外也。此诊其尺而知内因之病也。尺肤之先热后寒，先寒后热，而皆为寒热者，尺肤主三阴三阳之气也。

　　肘所独热者，腰以上热。手所独热者，腰以下热。肘前独热者，膺前热。肘后独热者，肩背热。臂中独热者，腰腹热。肘后粗以下三四寸热者，肠中有虫。掌中热者，腹中热。掌中寒者，腹中寒。鱼上白肉有青血脉者，胃中有寒。

　　【注】手太阴之脉，从指井之少商，过于输，行于经，而入于肘之尺泽。脉外之气血，从手阳明之五里走尺以上鱼，相逆顺而行也。肘所自寸而下尺也，手所自尺而上寸也。肘所独热者腰以上热，手所独热者腰以下热。此诊尺肤以候形身之上下，故与脉候之上下反其诊也。肘前乃手厥阴之曲泽处，肘后乃手少阳之天井处。盖以两手下垂，上以候上，下以候下，前以候前，后以候后也。夫所谓肘所手所者，论手臂之背面，臂中掌中鱼上，乃手臂之正面。背面为阳，故候形身之外；正面主阴，故候腰腹肠胃之内。即尺外以候季胁，尺里以候腹中之大义相同也。

　　尺炬然热，人迎大者，当夺血。尺坚大，脉小甚，少气悗有加，立死。

　　【注】尺炬然热，人迎大者，三阳之气偏盛也，故当主夺血。夫皮肤为阳，血脉为阴，尺坚大脉小甚者，阳盛而阴绝于外也。少气悗有加者，阳盛而阴绝于内也。

　　目赤色者病在心，白在肺，青在肝，黄在脾，黑在肾；黄色不可名者，病在胸中。

　　【注】五脏之血气，行于脉中而变见于寸口；五脏之气血变见于色而出于目中。盖五脏之精皆上注于目而为之睛也。黄色不可名者，色黄而有黑白

青赤之间色也。病在胸中者，五脏之气皆从内膈而出，故所见之色若是。

诊目痛，赤脉从上下者，太阳病；从下上者，阳明病；从外走内者，少阳病。

【注】太阳为目上纲，故目脉从上下者，主太阳病。阳明为目下纲，故从下上者，主阳明病。少阳之脉循目锐眦，故从外走内者，主少阳病。

诊寒热，赤脉上下至瞳子。见一脉一岁死；见一脉半一岁半死；见二脉二岁死；见二脉半二岁半死；见三脉三岁死。

【注】寒热者，水火阴阳之气也。心主包络之气，发原于肾，归于心下之部署，为一形脏而主脉。瞳子者，肾脏之骨精也。水脏之毒上交于火脏，而火脏之气复下交于阴，所谓阴阳交者，死不治。

诊龋齿痛，按其阳①之来有过者独热。在左左热，在右右热；在上上热，在下下热。

【注】齿痛曰龋。上齿属手阳明大肠经，下齿属足阳明胃经，故按其阳脉之来而有过者，必为独热，其脉之在左右上下则病，热亦因之而分左右上下也。

诊血脉者多赤多热，多青多痛，多黑为久痹，多赤多黑多青皆见者，寒热。

【注】《皮部论》曰：凡十二经脉者，皮之部也。其色多青则痛，多黑则痹，黄赤则热，多白则寒，五色皆见则寒热也。

身痛而色微黄，齿垢黄，爪甲上黄，黄疸也。安卧，小便黄赤，脉小而涩者，不嗜食。

【注】身痛，病见于肉也。色黄，病见于皮也。齿垢黄，病见于骨也。爪甲上黄，病见于筋也。黄疸，脾家病也。脾病故解㑊安卧。小肠为赤肠，心之腑也。心主血脉，小便赤黄，脉小而涩，病见于脉也。小便赤黄，下焦热也。不嗜食，上焦虚也。盖土位中央而上下四旁皆为之应。

婴儿病，其头毛皆逆上者，必死。

---

① 阳：《灵枢》作"阳明"。

【注】毛发者血之余，少阴精血之所生者也。夫发复下垂，以应人之血气从下而升，复从巅而下。若使发上逆，是惟有升而无降矣。升降息，是以不免于死亡。

耳间青脉起者掣痛。

【注】肾主骨而开窍于耳，故耳间青脉起者，当主筋骨掣痛。此承上文而言，人之血气，始于先天肾脏之所生。

《扁鹊难经》

望 色

《十三难》曰：经言见其色而不得其脉，反得相胜之脉者即死，得相生之脉者病即自已。色之与脉，当参相应，为之奈何？

【注】《灵枢》第四篇曰：见其色，知其病，命曰明。按其脉，知其病，命曰神。问其病，知其处，命曰工。色脉形肉，不得相失也。色青者其脉弦，赤者其脉钩，黄者其脉代，白者其脉毛，黑者其脉石，见其色而不得其脉，谓色脉之不相得也。色脉既不相得，看得何脉，得相胜之脉即死，得相生之脉病即自已。

然五脏有五色皆见于面，亦当与寸口尺内相应。假令色青其脉当弦而急，色赤其脉浮大而散，色黄其脉中缓而大，色白其脉浮涩而短，色黑其脉沉濡而滑，此所谓五色之与脉当参相应也。

【注】色脉当参相应，夫如是，所谓见其色而得其脉矣。

五脏各有声色臭味，当与寸口尺内相应，其不应者病也。假令色青，其脉浮涩而短，若大而缓为相胜；浮大而散，若小而滑，为相生也。

【注】举色青为例以明相胜相生。青者肝之色，浮涩而短，肺脉也，为金克木；大而缓，脾脉也，为木克土。此相胜也。浮大而散，心脉也，为木生火；小而滑，肾脉也，为水生木，此相生也。此所谓得相胜之脉即死，得

相生之脉病即自已也。

《十六难》曰：然。假令得肝脉，其外证善洁，面青善怒；其内证脐左有动气，按之牢若痛；其病四肢满闭，淋溲便难，转筋。有是者肝也，无是者非也。

【注】得肝脉，诊得弦脉也。肝与胆合，为清净之腑，故善洁。肝为将军之官，故善怒。面青，肝之色也。此外证之色脉情好也。脐左，肝之部也。按之牢者，若谓其动气，按之坚牢而不移或痛也。冯氏谓肝气膜①郁，则四肢满闭。传曰：风淫末疾是也。厥阴脉循阴器，肝病故溲便难。转筋者，肝主筋也。此内证之部属及所主病也。

假令得心脉，其外证面赤，口干喜笑；其内证脐上有动气，按之牢若痛；其病烦心，心痛，掌中热而哕。有是者心也，无是者非也。

【注】掌中手心主脉所过之处。盖真心不受邪，受邪者手心主尔。哕，干呕也。心病则火盛，故哕。经曰：诸逆冲上，皆属于火；诸呕吐酸，皆属于热。

假令得脾脉，其外证面黄，善噫，善思，善味；其内证当脐有动气，按之牢若痛；其病腹胀满，食不消，体重节痛，怠惰嗜卧，四肢不收。有是者脾也，无是者非也。

【注】《灵枢·口问篇》曰：噫者，寒气客于胃，厥逆从下上散，复出于胃，故为噫。经曰：脾②主四肢。

假令得肺脉，其外证面白，善嚏，悲愁不乐，欲哭；其内证脐右有动气，按之牢若痛；其病喘咳，洒淅③寒热。有是者肺也，无是者非也。

【注】阳气和利，满于心，出于鼻，故为嚏。洒淅寒热，肺主皮毛也。

假令得肾脉，其外证面黑，善恐欠；其内证脐下有动气，

---

① 膜（chēn 琛）：胀起。
② 脾：原作"肺"，据《难经本义》改。
③ 洒（xiǎn 险）淅：症状名，寒栗貌。

按之牢若痛；其病逆气，小腹急痛，泄如下重，足胫寒而逆。有是者肾也，无是者非也。

【注】肾气不足则为恐，阴阳相引则为欠，泄而下重，少阴泄也。

《十七难》曰：诊病若闭目不欲见人者，脉当得肝脉强急而长，而反得肺脉浮短而涩者，死也。

【注】肝开窍于目，闭目不欲见人，肝病也。肝病见肺脉，金克木也。

病若开目而渴，心下牢者，当脉得紧实而数，反得沉涩而微者，死也。

【注】病实而脉虚也。

《六十一难》曰：经言望而知之谓之神，闻而知之谓之圣，问而知之谓之工，切脉而知之谓之巧，何谓也？然，望而知之者，望见其五色以知其病。

【注】《素问·五脏生成篇》曰：色青如草滋①者死，黄如枳实者死，黑如炲者死，赤如衃血者死，白如枯骨者死，此五色之见死者也。青如翠羽者生，赤如鸡冠者生，黄如蟹腹者生，白如豕膏者生，黑如乌羽者生，此五色之见生也。生于心，欲如以缟裹朱；生于肺，欲如以缟裹红；生于肝，欲如以缟裹绀；生于脾，欲如以缟裹栝蒌实；生于肾，欲如以缟裹紫，此五脏生色之外荣也。《灵枢》四十九篇曰：青黑为痛，黄赤为热，白为寒。又曰：赤色出于两颧，大如拇指者，病虽小愈，必卒死。黑色出于庭，大如拇指，必不病而卒。又七十四篇曰：诊血脉者，多赤多热，多青多痛，多黑为久痹。多黑多赤多青皆见者为寒热，身痛，面色微黄，齿垢黄，爪甲上黄，黄疸也。又如验产妇面赤舌青，母活死子；面青舌赤②沫出，母死子活；唇口俱青子母俱死之类也。袁氏曰：五脏之色见于面者，各有部分，以应相生相克之候，察之以知其病也。

经言以外知之曰圣，以内知之曰神，此之谓也。

---

① 滋：当作"兹"。
② 赤：原误作"青"，据《难经本义》改。

【注】以外知之望闻，以内知之问切也。神，微妙；圣，通明也。

《金匮要略》 汉·张机

望 闻

问曰：病人有气色见于面部，愿闻其说！师曰：鼻头色青，腹中痛，苦冷者死；鼻头色微黑者有水气，色黄者，胸上有寒，色白者亡血也。设微赤非时者死，

其目正圆者痓①，不治。又色青为痛，色黑为劳，色赤为风，色黄者便难，色鲜明者有留饮。

师曰：息摇肩者心中坚。息引胸中上气者咳。息张口短气者肺痿唾沫。

师曰：吸而微数，其病在中焦，实也，当下之即愈，虚者不治。在上焦者其吸促，在下焦者其吸远，此皆难治。呼吸动摇振振者不治。

师曰：寸口脉动者，因其王时而动。假令肝王色青，四时各随其色。肝色青而反色白，非其时色脉皆当病。

《伤寒论》 汉·张机

望 闻

脉浮而洪，身汗如油，喘而不休，水浆不下，形体不仁，乍静乍乱，此为命绝也。

又未知何脏先受其灾？若汗出发润，喘而不休者，此为肺先绝也。阳反独留，形体如烟熏，直视摇头者，此为心绝也。

---

① 痓：原作"痉"，据《金匮要略》改。痓：病名，临床以肢体强直为特点。后人多认为此字是"痉"的误字。

唇吻反青，四肢漐习①者，此为肝绝也。环口黧黑，柔汗发黄者，此为脾绝也。溲便遗失，狂言，目反直视者，此为肾绝也。

问曰：上工望而知之，中工问而知之，下工脉而知之。愿闻其说！师曰：病家人请，云病人苦发热，身体疼，病人自卧。师到诊其脉，沉而迟者，知其差也。何以知之？表有病者脉当浮大，今脉反沉迟，故知其愈也。假令病人云：腹中卒痛，病人自坐。师到脉之，浮而大者，知其差也。何以知之？里有病者，脉当沉而细，今脉浮大，故知愈也。

师曰：病家人来请，云病人发热烦极。明日师到，病人向壁卧，此热已去也。设令脉不和，处言已愈。

设令向壁卧，闻师到，不惊起而盼②视，若三言三止，脉之咽唾者，此诈病也。设令脉自和，处言汝病太重，当须服吐下药，针灸数十百处。

师持脉，病人欠者无病也，脉之呻者病也。言迟者风也，摇头言者里痛也，行迟者表强也，坐而伏者短气也，坐而下一脚者腰痛也，里实护腹如怀卵物者心痛也。

问曰：人病恐怖者，其脉何状？师曰：脉行如循丝累累然，其面白脱色也。

人不饮，其脉何状？师曰：脉自涩，唇口干燥也。

人愧者其脉何类？师曰：脉浮而面色乍白乍赤。

寸口脉微而涩，微者卫气衰，涩者营气不足，卫气衰面色黄，营气不足面色青。营为根，卫为叶。营卫俱微，则根叶枯槁而寒栗咳逆，唾腥吐涎沫也。

---

① 漐（zhí 职）习：谓病人手足出汗颤抖。
② 盼：《伤寒论》作"眄"。

卷三　望

《中藏经》　汉·华佗

寒热察色

寒而颊赤多言者，阳中之阴邪也。热而面青多言者，阴中之阳邪也。寒而面青多言者，阴中之阴邪也。若不言者，不可治也。

五色脉论

面青，无右关脉，脾绝，木克土。面赤，无右寸脉，肺绝，火克金。面白，无左关脉，肝绝，金克木。面黄，无左尺脉，肾绝，土克水。面黑，无左寸脉，心绝，水克火。五[①]绝者，死。凡五绝者，当时即死，非其时则半岁死耳。五色虽见而五脉不见，即非死者矣。

察声色形证决死法

凡人五脏六腑，荣卫关窍，宜平生气血顺度，循环无终，是为不病之本。若有缺绝，则祸必来矣。要在临病之时，存神内想，息气内观，心不妄视，着意精察，方能通神明，探幽微，断死决生，千无一误。死之证兆，具之于后：

黑色起于耳目鼻上，渐入口者死。赤色见于耳目额者，五日死。黑白色入口鼻目中者，五日死。黑或如马肝色，望则如青，近则如黑者死。

张口如鱼，出气不反者死。

---

① 五：原作"正"，据《中藏经》卷上五色脉论第十一改。

循摸衣缝者死。

尸臭不可近者死。

面目直视者死。

肩息者，一日死。

面青，人中反者，三日死。面无光，牙齿黑者死。面青目黑者死。面白目黑者十日死。面赤眼黄，即时死。面黑目白者，八日死。面青目黄者，五日死。

眉系倾者，七日死。

齿忽黑色者，三十日死。

发直者，十五日死。

遗尿不觉者，五六日死。

唇口乍干黑者死。

爪中青黑色者死。

头目久痛，卒视不明者死。

舌卷卵缩者死。

面黑直视者死。

面青目白者死。

面黄目白者死。

面目俱白者死。

面目青黑者死。

面青唇黑者死。

发如麻，喜怒不调者死。

发眉如冲起者死。

面色黑，胁满不能反侧者死。

面色苍黑，卒肿者死。

掌肿无纹，脐肿出，囊茎俱肿者死。

手足爪甲肉黑色者死。

汗出不流者死。

唇反人中满者死。

阴阳俱绝，目眶陷者死。

阳绝阴结，精神恍惚，撮空循衣者死。

荣卫耗散，面目浮肿者死。

心绝于肾，肩息回眄①目直者，一日死。

肺绝，则气去不反，口如鱼口者，三日死。

骨绝，腰脊痛，肾中重不可反侧，足膝后平者，五日死。

肾绝，大②便赤涩下血，耳干，脚浮，舌肿者，六日死。
又曰足肿者，六日死。

脾绝，口冷足肿胀，泄不觉者，十二日死。

筋绝，魂惊虚恐，手足爪甲青，呼骂不休者，八九日死。

肝绝，汗出如水，恐惧不安，伏卧，目直面青者，八日死。
又曰实时死。

胃绝，齿落面黄者，七日死。又曰十日死。

《脉诀》 晋·王叔和

五脏之色

心脏歌曰：顺视鸡冠色，凶看瘀血凝。

【注】鸡冠，色之赤者也。瘀血，赤而黑者也。赤乃本色而为顺，黑则水来克火而凶矣。通津子曰：心，其色赤，然心脏于内不得见，此云顺视鸡冠，凶看瘀血。叔和以经云五脏有五色皆见于面，又当与寸口尺内相应。假

---

① 眄（xì 细）：《中藏经》作"眄"。
② 大：疑作"小"。

令色赤者，脉当浮大而散。赤，心色也。浮大而散，心脉也。以此言之，五脏之色，皆可察之于面也。

肝脏歌曰：翠羽身将吉，颜同枯草殃。

【注】肝脏色青。翠羽色青而红，枯草色青而白。红属心火，白属肺金。木生火故曰吉，金克木故曰殃。

肾脏歌曰：色同乌羽吉，形似炭煤危。

【注】肾色本黑色，似乌羽，黑而带青者也。青属肝，是水生木，故曰吉。色似炭煤，黑而带黄者也。黄属土，是土克水，故曰危。

肺脏歌曰：猪膏凝者吉，枯骨命难全。

【注】肺金色白而光泽。白者金也，光泽者水也，金能生水，故云吉也。枯骨之色白而不泽。白是金也，不泽者，内失其水以火就燥也。火来克金，故曰命难全也。

脾脏歌曰：痞气冬为积，皮黄四体昏。

【注】经曰：脾之积名曰痞气，在胃脘，覆大如盘。久而不愈，令人四肢不收，致发黄疸，饮食不消，肌肤黄瘦。以冬壬癸日得之。何以言之？肝病传脾，脾当传肾。肾以冬适旺，旺者不受邪。脾复欲还肝。肝不肯受，故留结为积。故知痞气以冬壬癸日得之也。

察色观病生死候歌

欲愈之病目眦黄，眼泡①忽陷定知亡。

【注】眼中分属五脏，应五轮：瞳人属肾应水轮，乌睛属肝应风轮，两睑上下两泡属脾应肉轮，眼白属肺应气轮，两眦属心应血轮。两眦色黄，火能生土，胃气将行其病，故知欲愈。眼泡陷者，五脏之气绝也，故知当亡。《素问》曰：目内陷者死。言太阳之脉起于目，内陷者太阳绝也，故死。太阳主诸阳之气，故独言之。

耳目口鼻黑色起，入口十死七难当。

【注】黑者，肾之色也。肾邪浸淫各脏，黑色见于耳目口鼻。舌居口内

---

① 泡：《脉诀刊误集解》卷下察色观病人生死候歌作"胞"。

而属心火，黑色自外入于口内，水克火，故知十死无一生。火之成数在七，故第七日难当。

面黄目青酒乱频，邪风在胃衮①其身。

【注】酒乃湿热之物，饮过多，则湿热伤乎脾胃，故面色黄。脾胃积热，热则生风，故目青也。一身皆藉胃气资养，风邪留于胃中，则播于一身。《内经》曰：有病身热懈惰，汗出如浴，恶风渐渐。此为何病？岐伯曰：酒中风也。

面黑目白命门败，困极八日死来侵。

【注】黑，水也。目，木也。白，金也。命门，火也。水浸淫而贼火之气，金克木而伐火之源，所以命门火败。火之成数七，七日火极矣，故死于第八日也。

面色忽然望之青，进之如黑卒难当。

【注】青黑之色为肝肾色也。先青后黑，是回则不转，神去则死也。

面赤目白忧息气，待过十日定存亡。

【注】息气，喘逆也。赤色属火，白色属金。火来克金，必作喘逆。金之成数在九，十乃土之成数也。土能生金则生，不能生金则死，故曰待过十日。

面赤目青众恶伤，荣卫不通立须亡。

【注】面赤，火也。目青，木也。木火色见，风热伤于五脏六腑。脏腑受伤，血气衰微。肌肉不滑，荣卫之道涩而不通，其死也可立而待。

黄黑白色起入目，更兼口鼻有灾殃。

【注】独见者，谓之正色。杂见者，谓之邪色。黄黑白之三色杂见于面，或入于目，或入于口，或入于鼻，乃病气从外而之内，故有灾殃。

面青目黄中时死，余候须看两日强。

① 衮：《脉诀》作"丧"，但《洁古老人注王叔和脉诀》卷九、《医学入门》卷一附"王叔和观病生死候歌"、《图注脉诀辨真》卷四等相关著作均作"衮"。通观语义，饮酒伤身，不致丧身，故以"衮"为是。衮，同"滚"，大水奔流不绝貌，喻青黄之色蔓延全身。

【注】中时即午时也，午时属火。面青目黄，肝木克乎脾土。到午时木得火而不畏金，木势愈盛。人以胃气为本，土绝即死，故死在是时。其它相克，看贼旺二日而断其死生。

目无精光齿龂①黑，面白目黑亦灾殃。

【注】目无精光者，神短也。齿龂黑者，脾绝也。面白者，少血也。目黑者，肾虚也。有是四者，则非久长之客。

口如鱼口不能闭，气出不返命飞扬。

【注】火胜迫于肺，大喘而死，肺败也。

肩息直视反②唇焦，面肿苍黑也难逃。

【注】肩息者，气喘而两肩动也。直视者，观物而不转睛也。唇焦者，心家热也。面乃心之候，黑乃肾之色。上句是心绝，下句是肝绝。心肝既绝，命故难逃。

妄语错乱及不语，尸臭元知寿不高。

【注】神亡失守故也。

人中尽满兼唇青，三日须知命必倾。

【注】人中属脾土，青色属肝木，土受木克，其绝在木之生数。

两颊颧赤人病久，口张气直命难停。

【注】眼睛下高骨之中名曰颧，颧下名面，面里名脸，面外名颊。颧面颊脸，心火所属，久病而赤色，乃精神外泄。口张气直，脾肺已绝，故命难停。

足跗趾肿膝如斗，十日须知难保守。

【注】③ 脾主四肢，足跗乃胃所行之处，脾胃将绝，则有是证。脾属土，十日者，土之成数也，故死不过十日。

项筋舒展定知殂，掌内无文也不久。

① 龂：《脉诀》作"牙"。

② 反：《脉诀》作"及"。

③ 注：此下自"脾主四肢"至"六乃水之成数也"止，约350余字原脱，据《中华书局》本补。

【注】项筋舒展，因督脉已绝。掌内无文，心包脉绝也。脉绝人必死，岂得久生乎？

唇青体冷及遗尿，背面饮食四日期。

【注】唇青体冷，乃真气欲绝。遗尿不禁，乃膀胱不藏。背面饮食，乃神去不守。人之神气生于肝，神不守则肝绝，不出金数而死也。

手足爪甲皆青黑，能过八日定难医。

【注】肝脏其充筋，其华爪，其色青。黑色属肾，肾肝俱败，则水不能生木，故见是色。八日，木之成数也。

脊疼腰重反复难，此是骨绝五日看。

【注】脊者，脾之候也。腰者，肾之腑也。脾属土，肾属水，土克水，死有五日之期。五者，土之生数也。

体重溺出时不止，肉绝六日便高拚①。

【注】体重肉绝，脾也；溺出不止，肾也。土胜水，死期故曰六日。六乃水之成数也。

手足甲青呼骂多，筋绝九日定难过。

【注】肝绝遇金而死。九日，金之成数也。

发直如麻半日死，寻衣语死十知么。

【注】发直如麻者，肺气绝也。寻衣语死，神不守舍也。

五脏察色歌

肝脏歌曰：面肿苍黑舌卷青，四肢乏力眼如盲；泣下不止是肝绝，八日应当命必倾。

【注】青，肝之色。舌卷青者，子见母色也。四肢乏力者，筋不能维持也。肝不能含血荣目，则眼如盲。津液外泄，则泣出不止。凡此数者，皆肝绝所致。金能克木，故死于金王之日。八者，从甲日数至辛日也。经曰：足厥阴气绝，则筋缩引卵与舌卷。厥阴者，肝脉也。肝者，筋之合也。筋者，

---

① 拚（pàn 判）：舍弃。

聚于阴器而络于舌本，故脉不荣，即筋缩急。筋缩急，即引卵与舌。舌卷卵缩，此筋先死。庚日笃，辛日死。

心脏歌曰：面黧肩息直视看，又兼掌肿没文斑；狂言乱语身①闷热，一日之内到冥间。

【注】黧，黄黑色也。掌肿无文，心气绝也。一乃水之成数，水克火，故死在一日之内。经曰：手少阴气绝则脉不通，脉不通则血不流，血不流则色泽去，故面色黑如黧。此血先死。壬日笃，癸日死。

脾脏歌曰：脐趺肿满面浮黄，泄痢不觉污衣裳；肌肉粗涩兼唇反，一日十二内灾殃。

【注】脐，神阙也。趺，足跗上也。浮黄，黄肿也。经曰：足太阴气绝，则脉不荣其口唇。口唇者，肌肉之本也。脉不荣则肌肉不滑泽，肌肉不滑泽则肉满，肉满则唇反，唇反则肉先死。甲日笃，乙日死。

肺脏歌曰：口鼻气出不复回，唇反无文黑似煤；皮毛焦干爪枯折，途程三日定知灾。

【注】气出不复回，有呼无吸也。唇反，土不能生金也。黑似煤，金不能生水也。气不流通，则皮毛焦干。魂魄不连，则爪甲枯折。从甲至丙，三日也。丙属火，火克金，故死在三日。经曰：手太阴气绝，则皮毛焦。太阴者，肺也。行气温于皮毛者也。气弗营则皮毛焦，皮毛焦则津液去，津液去则皮毛枯折。毛折者，则毛先死。丙日笃，丁日死。

肾脏歌曰：面黑齿痛目如盲，自汗如水腰折频；皮肉濡结发无泽，四日应当命不存。

【注】面黑，面如垢也。目如盲，瞳人反背也。自汗如水，火独炎也。腰乃肾之腑，肾败则腰似折。不能荣于骨髓，而骨肉不相亲，濡肉而却，不能为五液之主，故发不润泽。从甲至戊，越四日也。戊属土，土克水，故命不存。经曰：足少阴气绝，则骨枯。少阴者，冬脉也，伏行而温于骨髓。故骨髓不温，即肌肉不着骨；骨肉不相亲，即肉濡而却；肉濡而却，故齿长而

---

① 身：《脉诀》作"心"。

枯。发无润泽，是骨先死。戊日笃，己日死。

产难生死歌

身重体热寒又痛①，舌下之脉黑复青。反舌上冷子常死，腹中须遣母归冥。面赤舌青细循看，母活子死定难应。唇口俱青沫又出，子母俱死总高抬。面赤②舌青沫出频，母死子活定知真。

小儿外证十五候歌

眼上赤脉，下贯瞳人。

【注】赤脉属心，瞳人属肾。乃心火胜肾水，水干则不生木，致肾肝皆绝故也。

囟门肿起，兼及作坑。

【注】热盛则肿，热极则陷，皆热候也。

鼻干黑燥。

【注】火克金也。

肚大筋青。

【注】木克土也。

目多直视，睛不转睛。

【注】经曰：回则不转，是也。

指甲青黑，忽作鸦声。

【注】肺肝已绝。

虚舌出口，齿欲③咬人。

【注】心脾已绝。

鱼口气急，啼不作声。

---

① 痛：《脉诀》作"频"。
② 赤：《脉诀》作"青"。
③ 齿欲：《脉诀》作"啮齿"。

【注】鱼口张而不合也，是谓脾绝。气急作喘，哭而无声，是谓肺绝。

蛔虫既出，必是死形。

【注】蛔虫生于胃中，藉谷食以养，胃绝而谷食不入，虫故出也。

用药速救①，十无一生。

【注】总结上文十五证而言也。小儿有是证者，十中莫治其一。

《千金方》 唐·孙思邈

诊五脏六腑气绝证候

病人肝绝八日死，何以知之？面青目赤，但欲伏眠，目视而不见人，汗出如水不止。一曰二日死。

病人胆绝七日死，何以知之？眉为之倾。病人筋绝九日死，何以知之？手足爪甲青，呼骂不休。一曰八日死。

病人心绝一日死，何以知之？两目回回，直视肩息，立死。

病人肠一曰小肠绝六日死，何以知之？发直如干麻不得屈伸，白汗不止。

病人脾绝十二日死，何以知之？口冷足肿，腹热胪②胀，泄利不觉，出无时度。一曰五日死。

病人胃绝五日死，何以知之？脊痛腰中重，不可反复。一曰腓肠平，九日死。

病人肉绝六日死，何以知之？耳干舌皆肿，溺血，大便赤泄。一曰足肿九日死。

病人肺绝三日死，何以知之？口张但气出而不还。一曰鼻口虚张短气。

病人大肠绝不治，何以知之？泄利无度，利绝则死。

---

① 救：《脉诀》作"急"。
② 胪（lú庐）：腹前。

病人肾绝四日死，何以知之？齿为暴枯，面为正黑，目中黄色，腰中欲折，白汗出如流水。一曰人中平七日死。

病人骨绝，齿黄落，十日死。诸浮脉无根者，皆死。

以上五脏六腑为根也。

《河间六书》　金·刘完素

察色论

论曰：声合五音，色合五行，声色符合，然后定立脏腑之荣枯。若滋荣者，其气生，如翠羽、鸡冠、蟹腹、豕膏、乌羽是也。枯夭者，其气败，如草兹、衃血、枳实、枯骨、如焰是也。至如青赤见于春，赤黄见于夏，黄白见于长夏，白黑见于秋，黑青见于冬，是谓五脏之生者，以五行之相继也。得肝脉色见青白，心脉色见赤黑，脾脉色见黄青，肺脉色见白赤，肾脉色见黑黄，是谓真脏之见者，以五行之相克也。若乃肺风而眉白，心风而口赤，肝风而目青，脾风而鼻黄，肾风而肌黑，以风善行数变故尔。肝热而左颊赤，肺热而右颊赤，心热而颜赤，脾热而鼻赤，肾热而颐赤，以诸热皆属火故尔。以至青黑为痛，黄赤为热，青白为寒，以九气不同故尔。鼻青为腹水，黑为水气，白为无血，黄为胸寒，赤为有风，鲜明为留饮，而五色取决于此故尔。然审病者，又皆以真脾之为本。盖真脾之黄，是谓天之气。五色又明，病虽久而面黄必生者，以其真气外荣也。此数者虽皆成法，然自非心清见晓于冥冥，不能至于此。故五色微诊而以目察尤难。《难经》曰：望而知之谓之神。为见五色于外，故决死生也。

《东垣十书》 元·李杲

望 诊

病来潮作之时，病气精神增添者，是为病气有余，乃邪气胜也，急泻之以寒凉酸苦之剂。若病来潮作之时，神气困弱者，为病气不足，乃真气不足也，急补之以辛甘温热之剂。不问形气有余并形气不足，只取病气有余不足也。不足者补之，有余者泻之。假令病气有余者，当急泻之以寒凉之剂，为邪气胜也。病气不足者，当急补之以辛甘温热之剂，此真气不足也。夫形气者，气谓口鼻中气息也，形谓皮肤筋骨血脉也。形胜者为有余，消瘦者为不足。其气者，审口鼻中气劳役如故，为气有余也。若喘息气促气短或不足以息者，为不足也。故曰：形气也，乃人之身形中气血也。当补当泻，全不在于此，只在病势潮作之时。病气增加者，是邪气胜也，急当泻之。如潮作之时，精神困弱，语言无力及懒语者，是真气不足也，急当补之。若病人形气不足，病来潮作之时，病气亦不足，此乃阴阳俱不足也。禁用针，宜补之以甘药，不可以尽剂。不灸弗已。脐下一寸五分，气海穴是也。

气证则饮水，血证不饮水。气病则麻，血病则痛。无阳则厥，无阴则呕。阴证身静，重语无声，难布息，目睛不了了，鼻中呼不出吸不入，往来口与鼻中气冷，水浆不入，大小便不禁，而止恶寒，有如刀刮。阳证身动，轻语有声，目睛了了，鼻中呼吸出入，能往能来，口与鼻中气皆热。

面部形色之图

察色分位	坤胃【遗散至肾死】	兑肺	乾大肠【遗散至肝死】
额	离心		坎肾颐
精明五色	巽胆【遗散至脾死】	震肝	艮小肠【遗散至肺死】

察色脉以定吉凶

脉，地也。色，天也。地生天则顺，天生地则逆。

假令得弦脉而面赤色，地生天也。地生天则顺也。儿扶母兮瘥速也。

假令得弦脉而面黑色，天生地也。天生地则逆也。母抑子兮退迟也。

色者阴中之阳气也，本乎天。脉者阳中之阴气也，本乎地。

天元图

《七十四难》曰：从其首系其数。

间象　在表　五化迭元　以应望闻

肝	青【大敦，木井】	臊【曲泉，水合】	酸【中封，金经】	呼【太冲，土俞】	泣【行间，火荥】
心	赤【少府，火荥】	焦【少冲，木井】	苦【少海，水合】	言【灵道，金经】	汗【神门，土俞】
脾	黄【太白，土俞】	香【大都，火荥】	甘【隐白，木井】	歌【阴陵泉，水合】	涎【商丘，金经】
肺	白【经渠，金经】	腥【太渊，土俞】	辛【鱼际，火荥】	哭【少商，木井】	涕【尺泽，水合】
肾	黑【阴谷，水合】	腐【复溜，金经】	咸【太溪，土俞】	呻【然谷，火荥】	液【涌泉，木井】

地元图

《六十八难》曰：元证脉合，复生五象。

井【心下满】	胆【元证】	身热	体重【节痛】	喘嗽【寒热】	逆气【泄】
荥【身热】	心下满【小肠】	元证	体重	寒热	逆气
俞【体重节痛】	心下满【胃】	身热	元证	寒热	逆气
经【喘咳寒热】	心下满【大肠】	身热	体重	元证	逆气
合【逆气而泄】	心下满【膀胱】	身热	体重	寒热	元证

假令胆病，善洁、面青、善怒【元证】，得弦脉【脉合】，又病心下满【当刺胆井】；如见善洁、面青、善怒，脉又弦，又病身热【当刺胆荥】，又病体重节痛【当刺胆俞】；如见善洁、面青、善怒，脉又弦，又病喘咳寒热【当刺胆合】。余经例仿此。假令肝经淋溲便难、转筋，春刺井，夏刺荥，秋刺经，冬刺合。

夫天元法者，谓之五化迭元，当从其首系其数。首者，寅方春也，在人为肝。是从东方顺天轮数至所主之处，计从几数，却于所受病一方，倒迭回去，数至依前数尽处，便于元受病一方穴内，泻所止之方来路穴也，不得于所主之方内经中泻之，勿误。

假令病者闻香臭二者，心主五臭也，入脾为香臭。从东数至所主之处，所主五臭者心也。东一南二，计得二数。却当于受病之方，倒迭回去，脾一心二，元数二也，是数至心，心者荥火也，当于受病之方内泻荥火，是脾经，泻火都是也。或曰：何以倒迭数？对曰：此从地出，为天轮所载，右迁于天，不当于所显之虚治之。此舟行岸移之意也。

《丹溪心法》 元·朱震亨

能合色脉可以万全

欲知其内者，当以观乎外；诊于外者，斯以知其内。盖有诸内者，必形诸外。苟不以相参而断其病邪之逆顺，不可得也。

为工者深烛厥理，故望其五色，以青黄赤白黑以合于五脏之脉，穷其应与不应；切其五脉急大缓涩沉，以合其五脏之色，顺与不顺。诚能察其精微之色，诊其微妙之脉，内外相参而治之，则万举万全之功可坐而致也。《素问》曰：能合色脉，可以万全。其意如此。原夫道之一气判而为阴阳，散而为五行，而人之所禀皆备焉。夫五脉者，天之真，行血气，通阴阳，以荣于身。五色者，气之华，应五行，合四时，以彰于面。惟其察色按脉而不偏废，然后察病之机，断之以寒热，归之以脏腑，随证而疗之，而获全济之效者，本于能合色脉而已。假令肝色如翠羽之青，其脉微弦而急，所以为生；若浮涩而短，色见如草兹者，岂能生乎？心色如鸡冠之赤，其脉当浮大而散，所以为顺；若沉濡而滑，色见如衃血者，岂能顺乎？脾色如蟹腹之黄，其脉当中缓而大，所以为从；若微弦而急，色见如枳实者，岂能从乎？肺色如豕膏之白，其脉当浮涩而短，所以为吉；若浮大而散，色见如枯骨者，岂能吉乎？以至肾色见如乌羽之黑，其脉沉濡而滑，所以为生；或脉来缓而大，色见如炲者，死。死生之理，夫惟诊视相参。既以如此，则药证相对，厥疾弗瘳者，未之有也。抑尝论之：容色所见，左右上下，各有其部；脉息所动，寸关尺中，皆有其位。左颊者肝之部，以合左手关脉肝胆之分，应于风木，为初之气。颜为心之部，以合于左手寸口心与小肠之分，应于君火，为二之气。鼻为脾之部，合于右手关脉脾胃之分，应于湿土，为四之气。右颊肺之部，合于右手寸口肺与大肠之分，应于燥金，为五之气。颐为肾之部，以合于左手尺中肾与膀胱之分，应于寒水，为终之气。至于相火为三之气，应于右手命门，三焦之分也。若夫阴阳五行，相生相胜之理，当以合之于色脉而推之也。是以《脉要精微论》

曰：色合五行，脉合阴阳。《十三难》曰：色之与脉，当参相应。然而治病万全之功，苟非合于色脉者，莫之能也。《五脏生成篇》云：心之合脉也，其荣色也。夫脉之大小滑涩浮沉，可以指别。五色微诊，可以目察。继之以能合色脉，可以万全。谓夫赤脉之至也，喘而坚；白脉之至也，喘而浮；青脉之至也，长而左右弹；黄脉之至也，大而虚；黑脉之至也，上坚而大。此先言五色，次言五脉，欲后之学者望而切之以相合也。厥后扁鹊明乎此，述之曰：望而知之谓之神，切脉而知之谓之巧。深得《内经》之理也。下迨后世，有立方者，目之曰：神巧万全。厥有旨哉！

黑白人药食禁忌

凡面黑人不可多服黄芪，以其气实而又补之也。

面白人不可多发散，以其气虚而又亏之也。

面白人不可饮酒，以酒耗血故也。

《格致余论》　元·朱震亨

治病先观形色然后察脉问证论

经曰：诊脉之道，观人勇怯，肌肉皮肤，能知其情，以为诊法也。凡人之形，长不及短，大不及小，肥不及瘦。人之色白不及黑，嫩不及苍，薄不及厚。而况肥人湿多，瘦人火多，白者肺气虚，黑者肾气足。形色既殊，脏腑亦异，外证虽同，治法迥别。所以肥人责[①]脉浮，瘦人责脉沉，躁人疑脉缓，缓人疑脉躁，以其不可一概观也。试陈一二，可以例推。东阳陈

---

① 责：《格致余论》作"贵"。

子，露筋，体稍长，患体虚而劳，头痛，甚至有决别之言。余察其脉，弦而大带数，以人参、白术为君，川芎、陈皮为佐。至五六日未减，众人皆讶之，以药之不对也。余曰：药力有次第矣，更少俟①一二宿，当自安。忽其季②来问曰：何不少加黄芪？予笑不答。又经一宿，忽自言病顿愈。予脉之，觉指下稍盛。又半日，病者言膈上满，不觉饥；视其腹纹已隐矣。予曰：夜来药中莫加黄芪否？曰：然。止与三贴。遂速与二陈汤加厚朴、枳壳、黄连以泻其卫，三贴而安。又浦江义门陈兄，年二十余，秋间大发热，口渴，妄言妄见，病似邪鬼。七八日后，召我治。脉之，两手洪数而实，视其形肥，面赤带白，却喜露筋，脉本不实，凉药所致。此因劳倦成病，与温补药自安。曰：已服柴胡七八贴矣。予以黄芪附子汤，冷与之饮。三贴后，困倦鼾睡，微汗而解，脉亦稍软。继以黄芪白术汤。至十日，脉渐收敛而小。又与半月而安。夫黄芪补气药也，此两人者一则气虚，一则气实，便有宜不宜存焉，可不审乎？

《外科精义》　　元·齐德之

论荣卫色脉参应之法

夫天地之道曰阴与阳，在人曰血与气。盖血者荣也，气者卫也，荣者荣于中，卫者卫于外，所以荣行脉中，卫行脉外。脉者，血气之先也，血非脉，则焉能荣于中？气非脉，则焉能卫于外？二者相资而行，内则通于五脏六腑，十二经络，外则

---

① 俟（sì 四）：等待。
② 季：少子。

濡于九窍四肢，百节毫①毛，昼夜循行，如环无端，以成其度，会于寸口，变见于脉。故曰：气血者，人之神也；脉者，气血之神也。所以治病之始，五决为纪。盖五决者，五脏之色脉也。脉应于内，色应于外，其色之与脉，当相参应。故曰：能合色脉，可以万全也。凡为医先须调明色脉，若于此不精，虽聪慧辩博，亦不足委也。

《医学入门》　明·李梴

观形察色

观形察色，以治未病。凡脏腑未竭，气血未乱，精神未散者全愈；病已成者半愈；病势已过者危。

第一看他神气色，润枯肥瘦起和眠。

【注】肥白人多湿痰，黑瘦人多火热。或形肥色黑，或形瘦色白。临时参证，或从形，或从色，不可泥也。

活润死枯肥是实，瘦为虚弱古今传。欠②体即知腰内苦，攒眉头痛与头眩。手不举兮肩背痛，步行艰苦脚间疼。叉手按胸胸内痛，按中脐腹痛相连。但起不眠痰夹热，贪眠虚冷使之然。面壁身蜷多是冷，仰身舒挺热相煎。身面目黄脾湿热，唇青面黑冷同前。

形色脉相应总诀

形健脉病人不久，形病脉健亦将危。

【注】假如健人诊得浮紧而涩，似伤寒太阳经病脉，其人虽未头疼发热恶寒，此则不久即病，病即死也，谓之行尸。又如十五动一止，一年殂，其

---

① 毫：《外科精义》作"万"。
② 欠：《医学入门》作"谦"。

人虽未病，期应一年，病即死也。病人脉健者，假如形容羸瘦，精神枯槁，盗汗不食，滑泄不止者，劳损之证，而脉反见洪健者亦死。

色脉相生病自已，色脉相胜不须医。

【注】经言见其色而不得其脉，反得相胜之脉者即死，得相生之脉者病即自已。盖四时之邪①，以从前来者为实邪，从后来者为虚邪。例看假令色红心病，热、痰火、颠狂、斑疹等证，其脉当浮大而散。色青肝病，胁痛、干呕、便血等证，其脉当弦而急。色黄脾病，湿热、肿胀、伤食、呕泄、关格等证，其脉当中缓而大。色白肺病，气喘、痰饮、痿悴、咳嗽等证，其脉当浮涩而短。色黑肾病，腰脚、疝瘕、淋浊、漏精等证，其脉当沉濡而滑。其间多动则为虚为火，静则为寒为实，皆当与脉相应。又五积六聚，尤宜察色与脉证相应。故言赤脉白脉，合色脉而言之也。又五色应五脏，间有绿色，乃任督阴阳之会也。

肥人沉结瘦长浮，矮促长疏尽莫违。

【注】肥人肉厚，脉宜沉结；瘦人肉薄，脉宜浮长。人形矮则脉宜短促，人形长则脉宜疏长。相违相反而又不和者，皆死。非但形体相应，虽皮肤滑涩宽紧，亦宜与脉相应。经言脉数尺之皮肤亦数，脉急尺之皮肤亦急，脉缓尺之皮肤亦缓，脉涩尺之皮肤亦涩，脉滑尺之皮肤亦滑是也。

《医学准绳六要》　明·张三锡

望　法

在昔轩岐，悯生民之疾苦，乃探颐索隐，溯流穷源，垂法以福后世。而以望闻问切着为四诊法，以决阴阳表里，寒热虚实，死生吉凶。今人止据脉供药，欲无不谬得乎？况豪富之家，妇人居帷幔之中，复以帛蒙手臂，既无望色之神，听声之圣，又不能尽切脉之巧，未免详问。病家厌繁，以为术疏，得药不

---

① 邪：《医学入门》作"色"。

服者有之。以病试医，以命试药，医复轻视人命，妄举妄谭①，不两失乎？大抵医为司命，若不明辨精察，据的投治，忍心害理，是己非人，非仁人之用心也。今自《素问》《灵枢》而下，诸历代明哲等书，片言只字可法者，铨于左，为四诊法。后之学者，倘肯沉潜玩味，平昔讲究明白，诊脉之际，自如冰鉴。《内经》曰：望而知之者，望见其五色，以知其病。肝青象木，肺白象金，心赤肾黑，脾土色黄，一或有病，色必变见于面庭矣。然肺主气，气虚则色白；肾属水，水涸则面黧。青为怒气伤肝，赤为心火炎上。痿黄者内伤脾胃，紫浊者外感客邪。憔悴黚②黑，必郁悒而神伤；消瘦淡黄，乃久病而体惫。山根③明亮，须知欲愈之疴；环口黧黑，休医，已绝之肾。盖有诸中必形诸外，见其表以知其里。眉目一占，肺肝斯见。

六腑气绝，足寒脚缩。五脏气绝，利不禁，手足不仁。心病传肺者死，如先心烦痛而后见喘嗽。肝病传脾者死，如先胁痛后见胀肿泻者是。脾病传肾者死，如先泻后痢者是。肾病传心者死，如先腰脐痛后见心烦等证是。肺病传肝者死，如先咳嗽后见两胁疼，脉弦细者是。

人之大体为形，形之所充者气。形胜气者夭，肥白是也。气胜形者寿，修长黑瘦有神者是也。形盛为有余，邪气实也。消瘦为不足，正气虚也。

死 证

尸臭，舌卷囊缩，肝绝也。

---

① 谭：同"谈"。

② 黚（gǎn 敢）：面色黑。

③ 山根：鼻梁的别名。

口不合，脾绝也。

肌肉不滑，唇反，胃绝也。

发直，齿枯及黑，遗尿，肾绝也。

毛焦，面黑，直视，目瞑不见，阴气绝也。

目眶陷，目系倾，汗出如珠，阳绝也。

病后喘泻，脾脉将绝也。目正圆痉，不治。

手撒戴眼，太阳绝也。

吐沫，声如鼾睡，面赤，面青黑，唇青，人中满，唇反，发与眉冲起，爪甲下肉黑，手掌无纹，脐凸，足跗肿，面青，但欲伏眠，目视不见，汗出如油，肝绝，八日死。

眉倾者胆绝。

手足爪甲青或脱落，呼骂不休，筋绝，八日死。

肩息回视，心绝，立死。

发直如麻，不得屈伸，自汗不止，小肠绝，六日死。

口冷，足肿，腹热胪胀，泄利无时，不觉，脾绝，五日死。

脊痛肿，身重不可反复，胃绝，五日死。

耳干，舌背肿，溺血，大便赤泄，肉绝，九日死。

口张，气出不返，肺绝，三日死。

泄利无度，大肠绝。

齿枯面黑，目黄，腰欲折，自汗，肾绝，四日死。

齿黄枯落，骨绝。脉浮无根。

《古今医统》　明·徐春甫

望闻问切订

按：望闻问切四字，诚为医之纲领。若得四字之旨，则于医学可谓至矣。今人惟问一端而已，其于望闻亦浅浅耳。至于切脉，则又谓居三者之末，而犹复轻视之，故所以卒鲜有精于脉者。间有言者，亦不过左心小肠肝胆肾之说耳。经位不别，其何以察虚实生死之几耶？殊不知四者之要，则又在切之之功也。其望闻问之三者，先以得其病情之端，而后总切脉于寸口，确乎知始病之源，而方今延流于何脏何经，若虚若实，或死或生，准候酌方，必有赖于切脉，而后可以为图治之效矣。斯其次第之序，初近患人，先望而闻，次问而切，固理之不容易也。然则切脉果可轻欤？予故订之，以备知者之取采耳。

青色见于太阴太阳，及鱼尾、正面、口角，如大青蓝叶怪恶之状者，肝气绝，主死。若如翠羽柏皮者，只是肝邪，有惊病、风病、目病之属。

红色见于口唇，及三阴三阳上下，如马肝之色，死，血之状者，心气绝，主死。若如橘[1]红马尾色者，只是心病，有怔忡，有惊悸，夜卧不宁。

白色见于鼻准，及正面，如枯骨及擦残汗粉者，为肺绝，丙丁日死。若如腻粉梅花白绵者，只是肺邪，咳嗽之病，有孝服之忧。

黄色见于鼻，干燥若土偶之形，为脾气绝，主死。若如桂花杂以黑晕，只是脾病，饮食不快，四肢倦怠，妻妾之累。

黑色见于耳，或轮廓内外，命如悬壁。若污水烟煤之状，为肾气绝，则死。若如蜘蛛网眼乌羽之泽者，只是肾虚，火邪乘水之病。

---

① 橘：原作"橋"，据《古今医统大全》卷三翼医通考上望闻问切订改。

《证治准绳》　明·王肯堂

察色要略

凡看伤寒，必先察其色。《内经》曰：声合五音，色合五行，声色符同，然后可以知五脏之病也。然肝色青，其声呼；肺色白，其声哭；心色赤，其声笑；脾色黄，其声歌；肾色黑，其声呻也。且夫四时之色，相生则吉，而相克则凶。如青赤见于春，赤黄见于夏，黄白见于长夏，白黑见于秋，黑青见于冬，此乃相生之色也。若肝病之色青而白，心病之色赤而黑，脾病之色黄而青，肺病之色白而赤，肾病之色黑而黄，此皆五行之相克，为难治矣。且以五脏之热，色见于面者，肝热则左颊先赤，肺热则右颊先赤，心热则颜先赤，脾热则鼻先赤，肾热则颐先赤也。至于面黑者为阴寒；面青为风寒；青而黑，主风、主寒、主痛；黄而白，为湿、为热、为气不调；青而白，为风、为气滞、为寒、为痛也。大抵黑气见于面，多凶，为病最重；若黑气暗中明，准头①、年寿②亮而滋润者生，黑而枯夭者死也。此乃略举其要。《内经》以五色微诊，可以目察。《难经》曰：望而知之谓之神。故色不可不察也。

凡看伤寒，必先察脉色，然后切脉审证参合，以决死生吉凶。夫色有青黄赤白黑，见于面部皮肤之上；气有如乱丝乱发之状，隐于皮里也。盖五脏有五色，六经有六色，皆见于面，以应五行。相生者吉，相克者凶。滋荣者生，枯夭者死。自准头、年寿、命宫、法令、人中皆有气色，其滋润而明亮者吉，

---

① 准头：鼻尖。
② 年寿：鼻根至鼻尖。

暗而枯燥者凶也。又当分四时生克之理而通察之。兹略具五色伤寒之要者列于下，以便览焉。

青色属木，主风、主寒、主痛，乃足厥阴肝经之色也。凡面青唇青者，阴极也。若舌卷囊缩者，宜急温之。如夹阴伤寒，小腹痛，则面青也。《内经》曰：青如翠羽者生，青如草滋①者死。青而黑，青而红相生者生；如青白而枯燥者相克乃死也。脾病见青气，多难治。

赤色属火，主热，乃手少阴心经之色，在伤寒见之而有三阳一阴之分也。如足太阳属水，寒则本黑，热则红也。经曰：面色缘缘正赤者，阳气怫郁在表，汗不彻故也，当发其汗。若脉浮数，表热，汗不出者，面色红赤而光彩也。经言阳明病面合赤色者，不可攻之。合者通也，谓表邪未解不可攻里也。若阳明内实，恶热不恶寒，或蒸蒸发热，或日晡潮热，大便秘结，谵语面赤者，此实热在里，可攻之也。如表里俱热，口燥舌干，饮水，脉洪面赤，里未实者，且未可下，宜人参白虎汤和之也。如少阳经病，热在半表半里，面红脉弦者，宜小柴胡汤和之，不可下也。经言少阴病下利清谷，里寒外热，面赤者，四逆汤加葱白主之。此阴寒内极，逼其浮火上行于面，故发赤色，非热也。若不察仔细，误投寒凉之剂即死，可不谨哉！又夹阴伤寒，虚阳泛上者，亦面赤也，但足冷脉沉者，是又烦躁。面赤足冷脉沉不能饮水者，此阴极也，宜温之。若久病虚人午后面两颊颧赤者，此阴火也，不可作伤寒治之。然三阳之气皆会于头额，其从额上至巅顶络脑后者，太阳也；从额至鼻下于面者，阳明也；从头角下耳中耳之前后者，少阳也。但有红气或赤肿

---

① 滋：当作"兹"。

者，以此部分别之。盖大头伤寒证，正要知此部分可也。《内经》曰：心热则颜先赤，脾热则鼻先赤，肝热则左颊先赤，肺热则右颊先赤，肾热则颐先赤。若赤而青，赤而黄，为相生，则吉。如赤而黑，为相克，则凶。经言赤如鸡冠者生，如虾血者死。盖准头、印堂有赤气枯夭者死，明润者生也。如肺病见赤气者，则难治。

黄色属土，主湿，乃足太阴脾经之色。黄如橘子明者，热也；黄如熏黄而暗者，湿也。凡黄而白，黄而红，相生则吉，若黄而青相克者，则凶也。《内经》曰：黄如蟹腹者生，黄如枳实者死。若准头、年寿、印堂有黄气明润者，病退而有喜兆也；若枯燥而夭者死。凡病欲愈，目眦黄也，长夏见黄白则吉，若黄青则凶也。

白色属肺金，主气血不足也，乃手太阴肺经之色。肝病见之难治。《内经》曰：白如豕膏者生，白如枯骨者死。凡印堂、年寿白而枯夭者凶，白而光润者吉。若白而黑，白而黄相生，吉也；若白而赤，相克，则凶矣。凡伤寒面白无神者，发汗过多，或脱血所致也。

黑色属水，主寒，主痛，乃足少阴肾经之色也。凡黑而白，黑而青，相生则吉；若黑而黄，相克则凶。《内经》曰：黑如乌羽者生，黑如炲者死。若准头、年寿、印堂黑气枯夭者死，黑中明润者生也。黑气自鱼尾相牵入太阴者死。黑气自法令①、人中入口者死。耳目口鼻黑气枯夭者死。凡面、准头、命宫明润者生，枯暗者死。若心病见黑气在头者死也。华佗曰：凡病人面色相等者吉，不相等者凶。如面青目白，面赤目青，面黄

---

① 法令：从鼻翼经口角的两条纵理纹。

目青，面赤目白，面白目黑，面黑目白，面白目青，皆为不相等，故曰凶也。相等者，面目俱青、俱红之类也。

察　目

凡目睛明能识见者，可治；睛昏不识人，或反目上视，或瞪目直视，或目睛正圆，或戴眼反折，或眼胞陷下者，皆不治也。凡开①目而欲见人者，阳证也；闭目而不欲见人者，阴证也。凡目中不了了，睛不和，热甚于内也。凡目疼痛者，属阳明之热。目赤者，亦热甚也。目瞑者，必将衄血也。白睛黄者，将发身黄也。凡病欲愈，目眦黄，鼻准明，山根亮也。

察　鼻

鼻头色青者腹中痛，苦冷者死。微黑者水气，黄色者小便难。白色者为气虚，赤色者为肺热，鲜明者有留饮也。鼻孔干燥者，属阳明之热，必将衄血也。鼻孔干燥，黑如烟煤，阳毒热深也。鼻孔冷滑而黑者，阴毒冷极也。鼻息鼾睡者，风温也。鼻塞浊涕者，风热也。鼻孔扇②张者，为肺风，肺绝而不治也。

察口唇

凡口唇焦干为脾热，焦而红者吉，焦而黑者凶。唇口俱赤肿者，热甚也，唇口俱青黑者，冷极也。口苦者，胆热也。口中甜者，脾热也。口燥咽干者，肾热也。舌干口燥而欲饮水者，阳明之热也。口噤难言者，痉风也。凡上唇有疮，为狐虫食其脏；下唇有疮，为惑虫食其肛也。若唇青舌卷，唇吻反青，环口黧黑，口张气直，口如鱼口，口唇颤摇不止，气出不返，皆

① 开：《证治准绳》作"闭"，下文"闭"作"开"。
② 扇：原作"握"，据《证治准绳·伤寒》卷一总例察鼻改。

不治也。

察　耳

凡耳轮红润者生，或黄、或白、或黑、或青而枯燥者死。薄而白，薄而黑，皆为肾败。凡耳聋，耳中疼，皆属少阳之热，而为可治；若耳聋，舌卷唇青，皆属厥阴，为难治也。

察　舌

凡舌鲜红者，吉。青为冷。青而紫者，为阴为寒也。赤而紫者，为阳为热也。黑者亢极，为难治。凡舌上苔白而滑者，表有寒也。又曰：丹田有热，胸中有寒也。苔黄而燥渴者，热盛也。苔黑而燥渴者，热甚而亢极也。若不燥渴，舌上黑苔而滑者，为寒为阴也。舌卷而焦，黑而燥者，阳毒热极也。舌青而苔滑者，阴毒冷极也。凡舌肿胀，舌上燥裂，舌生芒刺，皆热甚也。凡舌硬、舌强、舌短缩，神气昏乱，语言不清者，死也。又阴阳易病，吐舌数寸者死也。舌乃心之窍，属火而色红者吉，惟黑者乃水克火，故难治也。

察　身

凡病人身轻自能转侧者，易治；若身体沉重，不能转侧者，则难治也。盖阴证则身重，必足冷而蜷卧，恶寒，常好向壁卧，闭目不欲向明，懒见人也。又阴毒身如被杖之疼，身重如山而不能转侧也。又中湿风湿，皆主身重疼痛不可转侧，要当辨之。大抵阳证身轻而手足和暖，开目而欲见人，为可治；若头重视身，此天柱骨倒而元气败也。凡伤寒传变，循衣摸床，两手撮空，此神去而魂乱也。凡病人皮肤润泽者生，枯燥者死。经曰：脉浮而洪，身汗如油，喘而不休，形体不仁，乍静乍乱，此为命绝也。

《医门法律》 清·喻昌

望色论

人之五官百骸，赅①而存者，神居之耳。色者，神之旗也。神旺则色旺，神衰则色衰，神藏则色藏，神露则色露。帝王之色，龙文凤彩；神仙之色，岳翠山光；荣华之色，珠明玉润；寿耇②之色，柏古松苍；乃至贫夭之色，重浊晦滞，枯索垩黧③，莫不显呈于面。而病成于内者，其色之著见又当何如？《内经》举面目为望色之要，谓面黄目青、面黄目赤、面黄目白、面黄目黑者，皆不死；面青目赤、面赤目白、面青目黑、面黑目白、面赤目青，皆死。盖以黄为中土之色，病人面目显黄色，而不受他色所侵，则吉；面目无黄色，而惟受他色所侵，则凶。虽目色之黄，湿深热炽，要未可论于死生之际也。然五脏善恶之色见于面者，额颊鼻颐，各有分部。《刺热篇》谓：肝热病者左颊先赤，心热病者额先赤，脾热病者鼻先赤，肺热病者右颊先赤，肾热病者颐先赤。病虽未发，见赤色者刺之，名曰治未病。是则五脏分部见于面者，在所加察，不独热病为然也。然更有进焉，则目下之精明、鼻间之明堂是也。经谓精明五色者，气之华也。是五脏之精华，上见为五色，变化于精明之间，某色为善，某色为恶，可先知也。谓容色见上下左右，各在其要。是明堂上下左右，可分别其色之逆从，并可分别男女色之逆从，故为要也。察色之妙，无以加矣。仲景更出精微

---

① 赅：完备。
② 寿耇（gǒu 狗）：年长德高的人。
③ 垩黧（è lí 俄离）：垩，白土色；黧，黑里带黄的颜色。

一法，其要则在中央鼻准。毋亦以鼻准在天为镇星①，在地为中岳②，木金水火四脏病气，必归并于中土耶。其谓鼻头色青，腹中苦冷痛者死，此一语独刊千古。后人每恨《卒病论》③亡，莫由仰溯渊源，不知此语正其大旨也。盖厥阴肝木之青色，挟肾水之寒威，上徵于鼻，下徵于腹，是为暴病，顷之亡阳而卒死耳。其谓鼻头色微黑者有水气，又互上句之意。见黑虽为肾阴之色，微黑且无腹痛，但主水气而非暴病也。谓色黄者胸上有寒，寒字《伤寒论》中多指为痰，言胸有积痰也。谓色白者亡血，白者肺之色，肺主上焦，以行营卫，营不充则鼻色白，故知亡血也。谓设微赤非时者死，火之色归于土，何遽主死？然非其时而有其气，则火非生土之火，乃克金之火，又主脏燥而死矣。次补察目一法，谓其目正圆者痓④，不治。次补察面五法，谓色青为痛，色黑为劳，色赤为风，色黄者便难，色鲜明者有留饮。黄色鲜明为留饮⑤，又即色黄者胸上有寒之互辞。语语皆表章《内经》，补其未备，故可法可传也。色之善者，青如翠羽，赤如鸡冠，黄如蟹腹，白如豕膏，黑如乌羽；色之恶者，青如草兹，赤如衃血，黄如枳实，黑如炲，白如枯骨。五脏有精华则色善，无精华则色恶，初非以青黑为大忌也。未病先见恶色，病必恶。《灵枢》谓赤色出于两颧，大如拇指，病虽小愈，必卒死。黑色出于天庭，大如拇指，必不病而卒死。义与容色见明堂上下左右同，而此为暴病耳。若夫久病之色，必

① 镇星：即土星。
② 中岳：即嵩山。
③ 卒病论：指《伤寒杂病论》之杂病部分。
④ 痓：原作"痴"，据《医门法律》卷一明望色之法改。
⑤ 黄色鲜明为留饮：原脱，据《医门法律》补。

有受病之应：肺热病者，色白而毛败应之；心热病者，色赤而络脉溢应之；肝热病者，色苍而爪枯应之；脾热病者，色黄而肉蠕动应之；肾热病者，色黑而齿槁应之。夫病应其色，庸工亦多见之，然冀嘘枯泽槁于无益之日，较之治未病者，不啻倍蓰①无算矣。更有久见病色，其人原不病者，庸工且心炫而窃疑之，殊不知此络脉之色不足畏也。盖阴络之色，随其经而不变，色之变动无常者，皆阳络之色也。寒多则凝泣，凝泣则青黑；热多则淖泽，淖泽则黄赤。《内经》谓此皆无病，何反怪之耶？然而察色之法，亦有其传。岐伯谓生于心，如以缟裹朱；生于肺，如以缟裹红；生于肝，如以缟裹绀；生于脾，如以缟裹栝蒌实；生于肾，如以缟裹紫。缟，素帛也，加于朱红绀黄紫之上，其内色耀映于外，若隐若见，面色由肌内而透于外，何以异此？所以察色之妙，全在察神。血以养气，气以养神，病则交病。失睡之人，神有饥色，丧亡之子，神有呆色，气索自神失所养耳。小儿布痘，壮火内动，两目先现水晶光，不俟痘发，大剂壮水以制阳光，俾毒火一线而出，不致燎原，可免劫厄。古今罕及此者，因并志之。

律一条

凡诊病不知察色之要，如舟子不识风汛，动罹覆溺，卤莽粗疏，医之过也。

合色脉论

合色脉之法，圣神所首重，治病之权舆也。色者，目之所见，脉者，手之所持，而合之于非目非手之间，总以灵心为质。

---

① 蓰（xǐ洗）：五倍。

《内经》云：上古使僦贷季理色脉而通神明，合之金木水火土、四时、八风、六合，不离其常。是则色脉之要，可通神明，直以之下合五行休王，上副四时往来，六合之间，八风鼓坼，不离常候。咸可推其变化而前知，况人身病机乎？又云：色之变化以应四时之脉，此上帝之所贵以合于神明也。所以远死而近生，是色之变化于精明之间者，合之四时之脉，辨其臧①否，盖已得其生死之征兆，故能常远于死而近于生也。常远于死而近于生，宁不足贵乎？其谓善诊者，察色按脉，先别阴阳，审清浊而知部分，视喘息听音声而知所苦，观权衡规矩，按尺寸，观浮沉滑涩而知病所生。是由色脉以参合于视息听声，相时而求病所生之高下中外矣。精矣微矣！要未可为中人以下者道也，是以有取于上工、中工、下工三等。上工十全九，中工十全七，下工十全六。故云善调尺者，不待于寸；善调脉者，不待于色，有根本枝叶之分矣。然必能参合三者而兼行之，更为本末皆得之上工也。合之维何？五脏之色在王时见者，春苍、夏赤、长夏黄、秋白、冬黑。五脏所主外荣之常，白当肺当皮，赤当心当脉，黄当脾当肉，青当肝当筋，黑当肾当骨。五脏之脉，春弦、夏钩、秋毛、冬石，强则为太过，弱则为不及。四时有胃曰平，胃少曰病，无胃曰死。有胃而反见所胜之脉，甚者今病，微者至其所胜之时而病。合其色脉而互推之，此非显明易遵者乎？仲景亦出方便法门，谓寸口脉动者，因其王时而动，假令肝色青而反白，非其时色脉见皆当病。盖两手太阴经之脉，总称寸口，因其王时而动者，肝王色青，其脉之动当微弦，设反

---

① 臧：善。

见白①色，反得毛脉，至其所不胜之时而死矣。惟本②王之色脉青而且弦，为得春令之正，此外不但白色毛脉为鬼贼，即见赤黄黑之色，得钩代石之脉，皆当主病，特有轻重之分耳。《内经》言法已详，仲景复以金针度之，学者可不明哉？

律一条

凡治病不合色脉，参互考验，得此失彼，得偏遗全，只名粗工。临证模糊，未具手眼，医之罪也。

申治病不察四易四难之律

凡治病参合于望色、切脉、审证三者，则难易若视诸掌。粗工难易不辨，甚且有易无难，医之罪也。

凡治病察其形气色泽，脉之盛衰，病之新故，及治之无后其时，形气相得，谓之可治。色泽以浮，谓之易已。脉从四时，谓之可治。脉弱以滑，是有胃气，命曰易治。盖气盛形盛，气虚形虚，是相得也，故可治。色气明润，血气相营，故易已。春弦夏钩，秋浮冬石，顺从四时，故可治。弱而且滑，胃气适中，无过不及，故易治。

形气相失，谓之难治。色夭不泽谓之难已。脉实以坚，谓之益甚。脉逆四时，谓不可治。必察四难而明告之。盖形与气两不相得，色夭枯而不明，与脉实坚而无胃气，逆四时而脉反常，此四者不治。其难为，故必明告之。粗工③之所易治，曾不加察也。

申治病不察新故之律

凡治病不察新病邪实，久病正虚，缓急先后失序，而实实

---

① 白：《医门法律》作"赤"。
② 本：《医门法律》作"木"。
③ 工：原脱，据中华书局本补。

虚虚，医之罪也。

徵其脉小色不夺者，新病也。此盖气乏而神犹强也。徵其脉不夺其色夺者，此久病也。此神虽持而邪则凌止①也。

徵其脉与五色俱夺者，此久病也。此神与气俱衰也。徵其脉与五色俱不夺者，新病也，此神与气俱强也。新病可急治，久病宜缓调。

五脏已败，其色必夭，夭必死矣。夫色者，神之旗。脏者，神之舍。神去则脏败，脏败则色见夭恶。

先哲格言

肥人湿多，瘦人火多。湿多肌理纵，外邪易入；火多肌理致，外邪难侵。湿多中缓，少内伤；火多中燥，喜②内伤。

《景岳全书》 明·张介宾

脉色辨阴阳

脉色者，血气之影也。形正则影正，形斜则影斜。病生于内，则脉色必见于外。故凡察病者，须先明脉色。但脉色之道非数言可尽，欲得其要，则在乎阴阳虚实四者而已。四者无差，尽其善矣。第脉法之辨，以洪滑者为实为阳，微弱者为虚为阴，无待言也。然仲景曰：若脉浮大者，气实血虚也。陶节庵曰：不论脉之浮沉大小，但指下无力，重按全无，便是阴证。《内经》以脉大四倍以上为关格，皆属真虚，此滑大之未必为阳也。形色之辨，以红黄者为实热，青黑者为阴寒，而仲景云：面赤带阳者为阴不足，此红赤之未必为实也。总之，求脉之道，当

---

① 止：疑当作"正"。
② 喜：《医门法律》作"多"。

以有力无力辨阴阳，有神无神察虚实。和缓者乃元气之来，强峻者乃邪气之至。病值危险之际，但以此察元气之盛衰，邪正之进退，则死生关系全在乎此。此理极微，谈非容易。姑道其要。以见凡欲诊病者，既得病因，又必须察脉色、辨声音参合求之，则虚实阴阳方有真据。否则得此失彼，以非为是，医家之病，莫此为甚，不可忽也！

神气存亡论

诊病以形言之：则目光精彩，言语清亮，神思不乱，肌肉不削，气息和平，大小便如常。若此者，虽其脉有可疑，尚无足虑，以其形之神在也。若眉①暗睛迷，形羸色败，喘急异常，泄泻不止；或通身大肉已脱；或两手寻衣摸床；或无邪而言语失伦；或无病而虚空见鬼；或病胀满而补泻皆不可施；或病寒热而温凉皆不可用；或忽然暴病，即沉迷烦躁，昏不知人；或一时卒倒，即眼闭口开，手撒遗尿。若此者，虽其脉无凶候，必死无疑，以其形之神去也。

先天后天论

人生于地，悬命于天，此人之制命于天也。栽者培之，倾者覆之。此天之制命于人也。天本无二，而以此观之，则有天之天者，谓生我之天生于无而由乎天也。有人之天者，谓成我之天成于有而由乎我也。生者在前，成者在后，而先天后天之义于斯见矣。故以人之禀赋言，则先天强厚者多寿，先天薄弱者多夭，后天培养者，寿者更寿；后天斫削②者，夭者更夭。

---

① 眉：《景岳全书》作"目"。
② 斫（zhuó 卓）削：用斧曰斫，用刀曰削。此指后天不知养生而消耗先天之精。

若夫骨骼者，先天也；肌肉者，后天也。精神者，先天也；容
貌者，后天也。颜色之有辨也，苍者寿，而嫩者夭。嫩中有苍
者吉，苍中有嫩者凶。声音之有辨也，充者寿，而怯者夭。虽
细而长者凶①，虽洪而促者凶。形体之辨也，坚者寿，而脆者
夭。身虽羸瘦而动作能耐者吉，体虽强盛而精神易困者凶。动
静有辨也，静者寿，而躁者夭。性虽若急而急中有和者吉，阳
虽若厚而厚中蕴薄者凶。至若少长之辨，初虽绵弱而渐长渐坚
者，晚成之征也。气质之辨，少年华丽而易盈易满者，早凋之
兆也。是以两天俱得其全者，耆艾②无疑也。先后俱失其守者，
夭促弗卜也。若以人之作用言，则先天之强者不可恃，恃则并
失其强矣；后天之弱者当知慎，慎则人能胜天矣。所谓慎者，
慎情志可以保心神，慎寒暑可以保肺气，慎酒色可以保肝肾，
慎劳倦饮食可以保脾胃。惟乐可以养生，欲乐者，莫如为善；
惟福可以保生，祈福者，切勿欺天。但使表里无亏，则邪疾何
由而犯？而两天之权不在我乎？故广成子③曰：毋劳尔形，毋
摇尔精，乃可以长生。至矣哉！两言尽之矣。勿以此为易而
忽之！

《身经通考》　清·李潆

望　色

经曰：望而知之谓之神。故望色者，治人第一义也。《灵枢
经》曰：以五色命脏，青为肝，赤为心，白为肺，黄为脾，黑

卷三　望

九三

---

① 凶：《景岳全书》作"吉"。
② 耆艾：古称六十岁为耆，五十岁为艾。这里指高寿而无夭折意。
③ 广成子：传说中黄帝时人。

为肾。《内经》云：五脏之气，色见青如草兹者死，黄如枳实者死，黑如炲者死，赤如衃血者死，白如枯骨者死，此五色之见死也。青如翠羽者生，赤如鸡冠者生，黄如蟹腹者生，白如豕膏者生，黑如乌羽者生，此五色之见生也。生于心，如以缟裹朱；生于肺，如以缟裹红；生于肝，如以缟裹绀；生于脾，如以缟裹栝蒌实；生于肾，如以缟裹紫，此五脏所生之外荣也。《内经》以一色之中而分平、病、死三等，至《灵枢》又分明脏腑部分及浮沉浅深、夭泽散抟等法，盖以其道之不容忽也。予略陈其要：夫五色有光，明亮是也；五色有体，润泽是也。光者无形，为阳，阳主气；体者有象，为阴，阴主血。气血俱亡，其色沉晦枯槁，经所谓草兹、枳实、炲、衃血、枯骨五者是也。气血尚存，其色光明润泽，经所谓翠羽、鸡冠、蟹腹、豕膏、乌羽五者是也。此五色虽为可生，终为一脏之色独亢，亢则害，病也，非平也。盖平人五脏既和，其一脏之色必待其王而始荣于外。其荣于外也，禀胃气而出于皮毛之间，胃气色黄，皮毛色白，故云如缟裹。如缟裹者朦胧光泽，虽有形影，犹未灿然，内因气血无乖，阴阳不争，五脏无偏胜故也。苟或不然，五脏衰败，其见色也，昔之朦胧者一变而为独亢，昔之光明者一变而为沉浊，昔之润泽者一变而为枯槁，甚至沉浊枯槁合而为夭，是光体俱无，阴阳气血俱绝，不死又何待哉！

《石室秘录》　清·陈士铎

论气色

　　看病必须察色，察色必须观面，而各有部位，不可不知。面上之两眉心候肺也，如色红则火，色青则风，色黄则湿，色黑则痛，色白则寒也。两眼之中为明堂，乃心之部位。明堂之下，在鼻之中，乃肝之部位。肝位之两旁以候胆也。鼻之尖上以候脾，鼻尖两旁以候胃，两颧之上以候肾，肾位之上以候大肠。肝胆位下鼻之两旁以候小肠。肺位之上为额以候咽喉。额之上以候头面，心位之旁以候膻中。鼻之下人中为承浆以候膀胱，三焦无部位，上焦寄于肺，中焦寄于肝，下焦寄于膀胱，其余各部位俱照《灵枢》无差错也。五色之见，各出于本部，可照五色以断病，一如肺经法断之，无不神验。但其中有生有克：如青者而有黄色，则木克土矣；红者而有黑色，则水克火矣。黄者而有红色，则火生土矣；黑者而有白色，则金生水矣。克者死，生者生也。治之法，克者救其生，生者制其克。否则病不能即瘥。然其中有从内出外，有从外入内。从内出外者，病欲解而不欲藏；从外入内者，病欲深而不欲散。欲解者病轻，欲深者病重也。治之法，解者助其正，深者逐其邪，否则病不能遽衰。男女同看部位无有分别，《灵枢》误言也。但内外何以别之？色之沉而浊者为内，色之浮而泽者为外也。五色既见于部位，必细察其浮沉，以知其病之浅深焉；细审其枯润，以观其病之死生焉；细辨其聚散，以知其病之远近焉；细观其上下，以知其病之脏腑焉。其间之更妙者，在察五色之有神无神而已。色暗而神存，虽重病亦生；色明而神夺，虽无病亦死。然有神无神，从何辨之？辨之于色之黄、明。倘色黄而有光彩，隐于皮毛之内，虽五色之分见，又何患乎？此观神之法，又不可不知之也！

卷四　闻

《黄帝素问》

脉要精微论

中盛脏满，气盛伤恐者，声如从室中言，是中气之湿也。

【注】肾为水脏，受五脏之精而藏之。如肾不受藏，则中盛脏满矣。恐为肾志，如肾不藏而反胜于中，则伤动其肾志矣。气盛伤恐，则精亦外溢，故曰此中气之湿也。声如从室中言者，音不响亮，而声不外出也。

言而微，终日乃复言者，此夺气也。

【注】微者，声气衰微也。终日复言者，气不接续也。《伤寒论》曰：实则谵语，虚则郑声。郑声者，重语也。

衣被不敛，言语善恶不避亲疏者，此神明之乱也。

【注】神明者，五脏之神气也。语言善恶不避亲疏者，神乱而谵语也。

宝命全形论

夫盐之味咸者，其气令器津泄。弦绝者，其音嘶败；木敷者，其叶发；病深者，其声哕。人有此三者，是谓坏腑，毒药无治，短针无取。此皆绝皮伤肉，血气争黑。

【注】盐之味咸者，性本润下，如置之器中，其气上升令津泄泽于器之上。如弦欲绝者，其音必先嘶败。如木气敷散，其叶早发生。凡此三者，以比哕之腑坏，而后发于音声。夫哕之有三因：如因肺气逆而欲复出于胃者，橘皮竹茹汤主之，此哕之逆证也；如哕而腹满，当视其前后，知何部不利，利之而愈者，此哕之实证也；如有此三者之比而其声哕者，哕之败证也。此因病深而胃腑已坏，虽毒药无可治其内，短针无可取其外，皆皮毛焦绝，肌肉损伤，而气血争为腐败矣。黑者，腐色。

通评虚实论

所谓气虚者，言无常也。

【注】气者，阳明所生之荣卫宗气也。阳气者，阳明之所生也。言无常者，宗气虚而语言无接续也。盖阳明之气虚于上，则言语无常。

《扁鹊难经》

声合五音以别病

《六十一难》曰：闻而知之者，闻其五音以别其病。

【注】五脏有声，而声有音。肝声呼，音应角，调而直。音声相应则无病，角乱则病在肝。心声笑，音应徵，和而长。音声相应则无病，徵乱则病在心。脾声歌，音应宫，大而和。音声相应则无病，宫乱则病在脾。肺声哭，音应商，轻而劲。音声相应则无病，商乱则病在肺。肾声呻，音应羽，沉而深。音声相应则无病，羽乱则病在肾。袁氏曰：闻五脏五声以应五音之清浊，或互相胜负，或其音嘶嗄之类，别其病也。

《金匮要略》　汉·张机

语声呼吸

师曰：病人语声寂寂然喜惊呼者，骨节间病。语声喑喑然不彻者，心膈间病。语声啾啾然细而长者，头中病。

师曰：吸而微数，其病在中焦，实也，当下之即愈；虚者不治。在上焦者，其吸促；在下焦者，其吸远。此皆难治。呼吸动摇振振者，不治。

《中藏经》　汉·华佗

闻声决死法

妄语错乱及不能语者死，热病即不死。

五脏内外绝，神气不守，其声嘶者死。

阴阳俱闭，失音者死。

《东垣十书》　元·李杲

辨气少气盛

外伤风寒者，故其气壅盛而有余；内伤饮食劳役者，其口鼻皆气短促，不足以息。何以分之？盖外感风寒者，心肺元气初无减损，又添邪气助之，使鼻气壅塞不利，面赤不通，其鼻中气不能出，并从口出。但发一言，必前轻而后重。其言高，其声壮厉而有力。是伤寒，则鼻干无涕，面壅色赤，其言前轻后重，其声壮厉而有力者，乃有余之验也。伤风则决然鼻流清涕，其声嘎，其言响，如从瓮中出，亦前轻而后重，高揭①而有力，皆气盛有余之验也。内伤饮食劳役者，心肺之气先损，为热所伤。热既伤气，四肢无力以动，故口鼻中皆短气，少气，上喘，懒语。人有所问，十不欲对其一，纵勉强答之，其气亦怯，其声亦低，是其气短少不足之验也。明白如此，虽妇人女子亦能辨之。岂有医者反不能辨之乎？

《医学准绳六要》　明·张三锡

声　诊

《难经》曰：闻其五音以知其病。以五脏有五声以合于五音，谓肝呼应角，心笑应徵，脾歌应宫，肺哭应商，肾呻应羽是也。然此义深奥，非寻常所可仿佛者，今将古今经验简易诸法铨著于下，名曰声诊。脉之呻者，痛也。谓诊时呻吟也。言

---

① 高揭：犹高耸。

迟者风也，即今风疾①蹇涩也。声如从室中言，此中气之湿也。言而微，终日乃复言者，此夺气也，谓气弱不相接，言未已，停止半晌复言也。衣被不敛，言语詈骂，不避亲疏者，此神明之乱，即风狂也。出言懒怯，先轻后重，内伤元气不足也。出言壮厉，先重后轻，是外感邪盛也。攒眉呻吟，苦头痛也。叫喊以手抚心下，中脘痛也。呻吟不能转身，腰痛也。摇头以手扪腮，唇齿痛也。呻吟不能行起，腰脚痛也。行迟者，腰脚痛也。诊时吁气，属郁结也。摇头言者，里痛也。暴哑，风痰伏火或暴怒叫喊所致也。坐而气促，痰火哮喘也。言语蹇涩，风痰也。中年人声浊，痰火也。诊时独言独语，言谈不知首尾，思虑伤神也。伤寒坏证声哑为狐惑，上唇有疮，虫食其脏；下唇有疮，虫食其肛也。气促喘息不足以息者，虚甚也。平人无寒热，短气不足以息者，为实，即痰火也。

听声知吉凶

声嘶色败，久病不治。久病气促者危。形羸声哑，劳瘵不治，以咽中有肺花疮也。

虽病而声音响如故者，吉。

《医学入门》　明·李梴

听声审音别病

第二听声清与浊，鉴他真语及狂言。声浊即如痰壅滞，声清寒内是其源。言语真诚非实热，狂言号叫热深坚。称神说鬼逾墙屋，胸膈停痰证号颠。更有病困循日久，音声遽失命归泉。

---

① 疾：《医学入门》作"痰"。

五音以应五脏，金声响，土声浊，木声长，水声清，火声燥。如声清，肺气调畅。声如从室中言，中湿也。言而微，终日乃复言，夺气也。先轻后重，高厉有力，为外感。先重后轻，沉困无力，为内伤。

《医门法律》 清·喻昌

闻声论

声者，气之从喉舌而宣于口者也。新病之人声不变，小病之人声不变，惟久病苦病，其声乃变。迨声变其病显，机呈而莫逃，所可闻而知之者矣。经云：闻而知之者，谓之神。果何修而若是？古人闻隔垣之呻吟叫哀，未见其形，先得其情。若精心体验，积久诚通，如瞽者之耳偏聪，岂非不分其心于目耶？然必问津于《内经》《金匮》，以求心生变化，乃始称为神耳。《内经》本宫商角徵羽五音，呼笑歌哭呻五声，以参求五脏表里虚实之病，五气之邪。其谓肝木在音为角，在声为呼，在变动为握。心火在音为徵，在声为笑，在变动为忧。脾土在音为宫，在声为歌，在变动为哕。肺金在音为商，在声为哭，在变动为咳。肾水在音为羽，在声为呻，在变动为慄。变动者，迁改其常志也。以一声之微，分别五脏并及五脏变动，以求病之善恶，法非不详，然人之所以主持一身者，尤在于气与神焉。经谓中盛脏满，气胜伤恐者，声如从室中言，是中气之湿也。谓言而微，终日乃复言者，此夺气也。谓言语善恶，不避亲疏者，此神明之乱也。是听声中并可得其神气之变动，义更精矣。《金匮》复以病声内合病情，谓病人语声寂寂然喜惊呼者，骨节间病；语声暗暗然不彻者，心膈间病；语声啾啾然细而长者，头中病。只此三语，而下中上三焦受病，莫不各有变动可征。

妙义天开，直可隔垣洞晰。语声寂寂然者，不欲语而欲默也。静默统属三阴，此则专系厥阴所主。何以知之？厥阴在志为惊，在声为呼，病本缄默而有时惊呼，故知之耳。惟在厥阴，病必深入下焦，骨属筋节间也。暗暗然声出不彻者，声出不扬也。胸中大气不转，出入升降之机艰而且迟，是可知其病在中焦胸膈间也。啾啾然细而长者，谓其声自下焦阴分而上，缘足太阳主气，与足少阴为表里，所以肾邪不齐颈而还，得从太阳部分达于巅顶。肾之声本为呻，今肾气从太阳经脉直攻于上，则肾之呻，并从太阳变动，而啾唧细长为头中病也。得仲景此段更张其说，而听声察病愈推愈广，所以书不尽言，学者当自求无尽之藏矣。

律二条

凡闻声，不能分呼笑歌哭呻，以求五脏善恶，五邪所干，及神气所主之病者，医之过也。

凡闻声不别雌雄长短，出于三焦何部者，医之过也。

辨息论

息出于鼻，其气布于膻中。膻中宗气，主上焦息道，恒与肺胃关通。或清而徐，或短而促，咸足以占宗气之盛衰。所以经云乳之下其动应衣，宗气泄也。人顾可奔迫无度，令宗气盛喘数急，有余反成不足耶？此指呼出为息之一端也。其谓起居如故而息有音，此肺之络脉逆也；不得卧而息有音者，是阳明之逆也。益见布息之气关通肺胃，又指呼出为息之一端也。呼出心肺主之，吸入肾肝主之，呼吸之中，脾胃主之。故惟脾胃所主中焦为呼吸之总持。设气积贲门不散，两阻其出入，则危急存亡非常之候。善养生者，俾贲门之气传入幽门，幽门之气传二阴之窍而出，乃不为害。其上焦下焦，各分呼出吸入，未可以息之一字统言其病矣。此义惟仲景知之，谓息摇肩者心中坚，息引胸中上气者咳，息张口短气者肺痿唾沫，分其息专主乎呼，而不与吸并言，似乎创说；不知仲景以述为作，无不本之《内经》。昌之所拟呼出为息二端，不足尽之。盖心火乘肺，呼气奔促，势有必至，呼出为心肺之阳，自不得以肝肾之阴混之耳。息摇肩者，肩随息动，惟火故动也。息引胸中上气咳者，肺经收降之令不行，上逆而咳，惟火故咳也。张口短气，肺痿唾沫又金受火刑不治之证，均以出气之粗名为息耳。然则曷不径以呼名之耶？曰：呼中有吸，吸中有呼，剖而中分，圣贤所不出也。但以息之出者主呼之病，而息之入者主吸之病，不待言矣。经谓乳子中风热，喘鸣肩息。以及息有音者，不一而足，惟其不与吸并言，而吸之病转易辨识。然尚恐后人未悉，复补其义云：吸而微数，其病在中焦，实也，当下之即愈；虚者不治。在上焦者，其吸促；在下焦者，其吸迟。此皆难治。呼吸动摇振振者不治。见吸微且数，吸气之往返于中焦者速，此必实者，下之，通其中焦之壅而即愈。若虚则肝肾之本不固，其气轻浮，脱之于阳，不可治矣。昌前所指贲门幽门不下通，为危急存亡非常之候者此也。在上焦者其吸促，以心肺之道近，其真阴之虚者，则从阳火而升不入于下，故吸促，是上焦未尝不可候其吸也。下焦者其吸迟，肝肾之道远，其元阳之衰者，则困于阴邪，所伏卒难升上，故吸迟。此真阴元阳受病，故皆难治。若呼吸往来，振振动摇，则营卫往返之气已索，所存呼吸一线耳，尚可为哉？学者先分息之出入以求病情，既得其情，合之愈不爽。但统论呼吸，其何以分上中下三焦所主乎？噫，微矣！

律一条

凡辨息不分呼出吸入以求病情，毫厘千里，医之过也。

《身经通考》 清·李潆

闻　声

经曰：闻而知之谓之圣。如辨音者，听其声即可以知其物，虽非玄①远，诚非浅易？予姑以经书中要者言之。经曰：肝在音为角，在声为呼；心在音为徵，在声为笑；脾在音为宫，在声为歌；肺在音为商，在声为哭；肾在音为羽，在声为呻。口出无伦，谵语也，此为有虚有实。无稽怒叫，狂言也，此为实证。出言壮厉，先轻后重者，外感也。语言懒怯，先重后轻者，内伤也；语不接续，郑声也；无人始言，独语也。此三证属虚。鼻塞声重，伤风也。声哑唇疮，狐惑也。卒口噤，背反张，痉证也。鼻鼾语塞，风温也。错语呢喃，出言不正，热证也。心下汩汩有声，先渴后呕，停水也。喉中漉漉有声，痰也。肠若雷鸣，气不和，湿也。小儿惊风，口不能言，心热也。无还声为鸦声，死证也。杂病发喘，痨瘵声哑，危病也。以上种种，若能细察，实能活人。至于闻其五音，以知其所苦，是神圣之道，存乎司命者之方寸耳。

---

① 玄：原作"元"，避康熙（玄烨）名讳。

卷五　问

《黄帝素问》

移精变气论

帝曰：余闻其要于夫子矣，夫子言不离色脉，此余之所知也。岐伯曰：治之极于一。帝曰：何谓一？岐伯曰：一者因得之。帝曰：奈何？岐伯曰：闭户塞牖，系之病者，数问其情，以从其意。得神者昌，失神者亡。帝曰。善！

【注】一者，神也。得其神则色脉精气皆得矣。因得者，因其情意而得之也。闭户塞牖，无外其志也。神舍于心，心性之动处，是谓情志。意者，所以御精神，收魂魄，适寒温，和喜怒，故无外其志，数问其情，以从其意，则得其神之存亡。失神者死，得神者生。

三部九候论

必审问其所始病，与今之所方病，而后各切循其脉，视其经络浮沉，以上下逆从循之。

【注】始病者，病久而深；方病者，新受之邪，病之浅也。各切循其脉者，切其病之在阴在阳、在脏在腑也。夫病久者其脉沉而逆，方病者其脉从而浮，故当视其经络浮沉，以上下之逆从循之。

脏气法时论

肝病者，平旦慧①，下晡②甚，夜半静。

【注】平旦乃木气生旺之时，故爽慧。下晡乃金旺之时，故病甚。夜半得母之生气，故安静。

---

① 慧：明了清爽。
② 下晡：午后申、酉两个时辰为晡，下晡为这两个时辰末。

心病者，日中慧，夜半甚，平旦静。

【注】《灵枢经》曰：春生、夏长、秋收、冬藏，是气之常也，人亦应之。以一日分为四时，朝则为春，日中为夏，日入为秋，夜半为冬，故自得其位而慧，至其所不胜而甚，至其所生而静也。

脾病者，日昳①慧，日出甚，下晡静。

【注】昳，日昃也。应长夏之时，故慧。日出乃木旺之时，故甚。下晡乃申酉之分，应秋金之令，故静。

肺病者，下晡慧，日中甚，夜半静。

【注】一日一夜五分之，而各有生克间甚之时。

肾病者，夜半慧，四季甚，下晡静。

【注】四季，辰戌丑未时也。肾病者水旺则慧，土旺则甚，金旺则静。

血气形志篇

形乐志苦，病生于脉，治之以灸刺。

【注】此贵人也。乃更贵更贱，以知死生，以决成败。

形乐志乐，病生于肉，治之以针石。

【注】形乐志乐，则过于安逸，由是则神机不转，气血羁留，故病生于肉，宜治以针石，引而通之。

形苦志乐，病生于筋，治之以熨引。

【注】劳苦其形，则伤其筋，志逸而乐，则血脉未尝受病，故治之以熨烙导引，使血脉荣养于筋，则就安矣。

形苦志苦，病生咽嗌，治之以甘药。

【注】百忧感其心，万事劳其形，则阴阳气血皆伤矣。夫嗌主天气，咽主地气。天者阳气，地者阴气，此阴阳气血皆伤，故病生咽嗌，宜甘药以调其脾胃。

形数惊恐，经络不通，病生于不仁，治之以按摩醪药。

---

① 日昳（dié 迭）：指未时，即午后十三至十五时。为脾旺之时。

【注】惊则气乱，恐则气下。盖血随气行，气数乱逆，则经络不通，荣卫不行，是以病生于不仁，宜按摩醪药，以行其荣卫血气焉。

疏五过论

帝曰：凡未诊病者，必问尝贵后贱，虽不中邪，病从内生，名曰脱营。尝富后贫，名曰失精。五气留连，病有所并，医工诊之，不在脏腑，不变躯形，诊之而疑，不知病名。身体日减，气虚无精，病深无气，洒洒然时惊。病深者，以其外耗于卫，内夺于荣。良工所失，不知病情。此亦治之一过也。

【注】尝贵后贱，尝富后贫，则伤其志意，故虽不中邪，病从内生。夫脾藏营，营舍意，肾藏精，精舍志，是以志意失而精营脱也。五气留连，谓五脏之神气留郁于内，而不得疏达。并者，谓病并于五脏也。五脏之气，外合于皮毛筋骨，是以身体日减。气虚无精，病深无气，言气生于精，精生于气，精气之并伤也。洒洒，消索貌。盖以为久常之富贵不意失之，故时惊也。此病不在脏腑，不在躯形，精气日虚，营卫日耗，即有良工，不知因名。此治之一过也。

凡欲诊病者，必问饮食居处。暴乐暴苦，始乐后苦，皆伤精气。精气竭绝，形体毁沮。暴怒伤阴，暴喜伤阳。厥气上行，满脉去形。愚医治之，不知补泻，不知病情，精华日脱，邪气乃并。此治之二过也。

【注】味归形，气归精；味伤形，气伤精；热伤气，寒伤形。乐者必过于温饱，苦者必失于饥寒，是以饮食失节，寒温失宜，皆伤精气。精气竭绝，则形体毁沮矣。喜怒不中，则阴阳不和，而厥气上行，脉满去形。盖身半以上为阳，身半以下为阴。肌腠气分为阳，经脉血分为阴。阴阳和平，则营卫血气上下循环，外内出入。如暴喜伤阳，则气并于阳而为厥逆；暴怒伤阴，则血并于阴而为脉满。盖肌形之血气并于脉中，故谓脉满去形也。盛者泻之，不足者补之。愚医治之，不知补泻，不知病情，致使精华日脱，阴阳寒热之邪气相并。此治之二过也。

诊有三常，必问贵贱。封君败伤，及欲侯王。故贵脱势，虽不中邪，精神内伤，身必败亡。始富后贫，虽不伤邪，皮焦筋屈，痿躄①为挛。医不能严，不能动神，外为柔弱，乱至失常。病不能移，则医事不行。此治之四过也。

【注】封君败伤，故贵脱势，欲侯王不可得，此忧患缘于内，是以精神内伤。《灵枢经》曰：忧恐、忿怒、伤气，是三者皆不能守而失其常矣。始富后贫，则伤其志意。志意者，所以驭精神，收魂魄，适寒温，和喜怒者也。是故荣卫调，志意和，则筋骨健强，腠理致密。故伤其志意，则精神不能内守，外为筋骨挛躄之病，荣卫不调，腠理不密，故外为柔弱，而三者亦失其常矣。严，穷究也。动神，谓运动其神。移者，移精变气也。

凡诊者，必知终始，有知余绪。切脉问名，当合男女。

【注】终始者，经脉为纪，凡诊者必知之。余绪，谓更知灸刺补泻之绪端。当合男女，谓针刺之要，男内女外，坚拒勿出，谨守勿纳，是谓得气。

离绝菀结②，忧恐喜怒，五脏空虚，血气离守。工不能知，何术之语！

【注】左为人迎而主血，右为气口而主气。离绝者，阴阳血气，各有左右之分别也。是以血气皆病，则气郁于右而血结于左。盖以忧恐伤右部之肺肾，喜怒伤左部之心肝，以致五脏空虚，血气各离其所本位。工不知人迎气口有阴阳气血之分，又何术之语哉？

尝富大伤，斩筋绝脉。身体复行，令泽不息。故伤败结，留薄归阳，脓积寒炅③。粗工治之，亟刺阴阳。身体解散，四肢转筋。死日有期，医不能明，不问所发，唯言死日，亦为粗工。此治之五过也。凡此五者，皆受术不通，人事不明也。

【注】如尝富而一旦丧其赀，则大伤其神魂。是以心主之脉，肝主之筋，

---

① 躄（bì 必）：足痿弱不能行走。
② 离绝菀结：指因亲人离去而思虑郁结。
③ 炅（jiǒng 窘）：热也。

有若斩绝，此伤左之血脉也。然右关之脾脏未伤，故身体尚复能行；肺肾所主之精气未伤，而尚生长之不息也。然病虽先起于阴，久则将及于阳，故伤败心肝之血而结于左，则留薄于气分而复归于阳，左右血气皆伤，而脓积寒炅也。此因伤阴而留薄归阳，是以脓积于阴阳寒热之间。夫阴阳血气俱伤，补阳则阴竭，泻阴则阳脱，如是者止可饮以甘药，而不宜灸刺。粗工不知，亟刺阴阳，以致身体解散，则脾气伤矣；四肢转筋，则胃气绝矣。夫脾胃者，五脏之生原。生气已绝，丧无日矣。即有良医，不明阴阳相乘之道，不问受病所发之因，止知阴阳坏而与之死期，此亦为粗工。盖不能审其因而施救治之法也。凡此五者，皆发于五中而不因于外感也。当知天地阴阳之气，日用事物之常，莫不各有当然之理，顺之则志意和调，逆之则苛疾暴起。此皆受术不通，人事不明，致有五者之责。

故曰：圣人之治病也，必知天地阴阳，四时经纪，五脏六腑，雌雄表里。刺灸砭石，毒药所主。从容人事，以明经道。贵贱贫富，各异品理。问年少长，勇怯之理。审于分部，知病本始。八正九候，诊必副矣。

【注】此总结诊脉之道，当外合天地阴阳、四时经纪，内通五脏六腑、雌雄表里。或宜于灸刺砭石，或当用药食所主，从容人事，以明经道，审贵贱贫富之情，察少长勇怯之理，脉有分部，病有原始，候四时八正之气，明三部九候之理，诊道始备，而必副矣。

《甲乙经》　晋·皇甫谧

问情志以察病

所问病者，问所思何也？所惧何也？所欲何也？所疑何也？问之要，察阴阳之虚实，辨脏腑之寒热。疾病所生，不离阴阳脏腑、寒热虚实，辨之分明，治无误矣。

《扁鹊难经》

问五味以知病之起在

《六十一难》曰：问而知之者，问其所欲五味，以知其病所起所在也。

【注】《灵枢》六十三篇曰：五味入口，各有所走，各有所病。酸走筋，多食之令人癃。咸走血，多食之令人渴。辛走气，多食之令人洞心。辛与气俱行，故辛入心而与汗俱出。苦走骨，多食之令人变呕。甘走肉，多食之令人悗心。推此则知问其所欲五味，以知其病之所起所在也。袁氏曰：问其所欲五味中，偏嗜偏多食之物，则知脏气有偏盛偏绝之候也。

《伤寒论》　汉·张机

问动气以禁汗下

动气在右，不可发汗。发汗则衄而渴，心苦烦，饮即吐水。

动气在左，不可发汗。发汗则头眩汗不止，筋惕肉瞤。

动气在上，不可发汗。发汗则气上冲，正在心端。

动气在下，不可发汗。发汗则无汗，心中大烦，骨节苦疼，目运恶寒，食则反吐，谷不得前。

咽中闭塞，不可发汗。发汗则吐血，气欲绝，手足厥冷，欲得蜷卧，不得自还。

动气在右，不可下。下之则津液内竭，咽燥鼻干，头眩心悸也。

动气在左，不可下。下之则腹内拘急，食不下，动气更剧，虽有身热，卧则欲蜷。

动气在上，不可下。下之则掌握①热烦，身上浮冷，热汗自泄，欲得水自灌。

动气在下，不可下。下之则腹胀满，卒起头眩，食则下清谷，心下痞也。

咽中闭塞者，不可下。下之则上轻下重，水浆不下，卧则欲蜷，身急痛，下利日数十行。

《东垣十书》　元·李杲

治病问所便

《黄帝针经》云：中热消瘅则便寒，寒中之属则便热。胃中寒②则消谷，令人悬心善饥。脐以上皮热，肠中热则出黄如糜。脐以下皮寒，胃中寒则腹胀。肠中寒，则肠鸣飧泄。盖肠中寒，则食已窘迫，肠鸣切痛，大便色白。肠中寒胃中热，则疾饥小腹痛胀。肠中热，胃中热，则胀而且泄。非独肠中热则泄，胃中寒传化失常亦泄。胃欲热饮，肠欲寒饮。虽好恶不同，春夏先治标，秋冬先治本。衣服寒无凄怆，暑无出汗。热无灼灼，寒无凄凄。寒温中适，故气将持，乃不致邪僻也。此规矩法度，乃常道也，正理也，揆度也。当临事制宜，以反常合变也。

辨寒热

外伤寒邪之证，与饮食失节劳役形质之病，及内伤饮食，俱有寒热，举世尽将内伤饮食失节、劳役不足之病，作外伤寒邪表实有余之证，反泻其表，枉死者岂胜言哉？皆由不别其寒热耳。今细为分解之：外伤寒邪，发热恶寒，寒热并作，其热

---

① 掌握：掌心。
② 寒：《东垣十书》作"热"。

也翕翕然发热，又为之拂拂发热，发于皮毛之上，如羽毛之拂，明其热在表也，是寒邪犯高之高者也。皮肤毛腠者，阳之分也，是卫之元气所滋养之分也。以寒邪乘之，郁遏阳分，阳不得伸，故发热也。其面赤，鼻气壅塞不通，心中烦闷，稍以袒裸露其皮肤，已不能禁其寒矣。其表上虚热，止此而已。其恶寒也，虽重衣下幕，逼近烈火，终不御其寒，一时一日，增加愈甚，必待传入里作下证乃罢，其寒热齐作，无有间断也。其内伤饮食不节，或劳役所伤，亦有头痛、项强、腰痛，与太阳表证微有相似，余皆不同，论中辨之矣。内伤不足之病，表上无阳，不能禁风寒也，此则常常有之。其躁热发于肾间者间而有之，与外中寒邪略不相似其恶风寒也。盖脾胃不足，荣气下流而乘肾肝，此痿厥气逆之渐也。若胃气平常，饮食入胃，其荣气上行以输于心肺，以滋养上焦之皮肤腠理之元气也。既下流，其心肺无所禀受，皮肤间无阳，失其荣卫之外护，故阳分皮毛之间虚弱，但见风见寒，或居阴寒处无日阳处，便恶之也。此常常有之，无间断者也。但避风寒及温暖处，或添衣盖温，养其皮肤，所恶风寒便不见矣。是热也，非表伤寒邪，皮毛间发热也，乃肾间受脾胃下流之湿气，闭塞其下，致阴火上冲，作蒸蒸而躁热，上彻头顶，旁彻皮毛，浑身躁热作，须待袒衣露居，近寒凉处即已。或热极而汗出，而亦解。彼外伤，恶寒发热，岂有汗出者乎？若得汗，则病愈矣。以此辨之，岂不如黑白之易见乎？当内虚而伤之者，躁热也。或因口吸风寒之气，郁其阴火，使咽膈不通，其吸入之气欲入，为膈上冲脉之火所拒，使阴气不得入，其胸中之气，为外风寒所遏而不得伸，令人口开目瞪，极则声发于外，气不能上下，塞于咽中而气欲绝。又或因哕、因呕，因吐而躁热发，必有所因，方有此证。其表虚恶风寒之证复见矣。表虚之弱为阴火所乘，躁发须臾而过，其表虚无阳不任风寒复见矣。是表虚无阳，常常有之，其躁热则间而有之，此二者不齐，躁作寒已，寒作躁已，非如外伤之寒热齐作，无有间断也。百病俱有身热，又谓之肌热，又谓之皮肤间热，以手扪之方知者是也，乃肌体有形之热也，亦须皆待阴阳既和，汗出则愈矣。慎不可于此上辨之！以其虚实内外病皆有之，故难辨耳。只依此说，病人自觉发热恶寒之热及躁作之热上辨之，为准则矣。

辨外感八风之邪饮食劳役所伤

辨外感八风之邪或有饮食劳倦所伤之重者，三二日间，特与外伤者相似，其余证有特异名者。若不将两证重别分解，犹恐将内伤不足之证误作有余外感风邪。虽辞理有重复处，但欲病者易辨，医者易治耳。

外感八风之邪，乃有余证也；内伤饮食不节、劳役所伤，皆不足之病也。其内伤亦恶风自汗，若在温暖无风处，则不恶矣。与外伤鼻流清涕、头痛自汗颇相似，细分之特异耳。外感风邪，其恶风自汗、头痛、鼻流清涕，常常有之，一日一时增加愈甚，直至传入里作下证乃罢；其语声重浊、高厉有力，鼻息壅塞而不通，能食，腹中和，口知味，大小便如常，筋骨疼痛不能动摇，便着床枕非扶不起。其内伤与饮食不节、劳役所伤，然亦恶风，居露地中，遇大漫风起，却不恶也；惟门窗隙中，些小贼风来，必大恶也。与伤风、伤寒俱不同矣。况鼻流清涕、头痛自汗间而有之。鼻中气短，少气不足以息，语则气短而怯弱，妨食、或食不下、或不欲食，三者互有之。腹中不和或腹中急而不能伸，口不知五谷之味，小便频数而不渴，初劳役得病，食少，小便赤黄，大便常难，或涩、或结、或虚坐，只见些少白脓，时有下气，或泄黄如糜，或溏泄色白，或结而不通，若心下痞，或胸中闭塞如刀劙①之痛，二者亦互作不并见也。有时胃脘当心而痛，上肢两胁，痛必脐下相火之势如巨川之水不可遏而上行，使阳明之经逆行，乱于胸中，其气无止息，甚则高喘，热伤元气，令四肢不收，无气以动而懒倦嗜卧，以其外感风寒俱无此证，故易为分辨耳。

辨手心手背

内伤及劳役饮食不节病，手心热，手背不热。外伤风寒，则手背热，手心不热。此辨至甚皎然。

辨口鼻

若饮食劳役所伤，其外证必显在口，必口失谷味，必腹中不和，必不欲言，纵勉强对答，声必怯弱，口沃沫多唾，鼻中清涕，或有或无，即阴证也。外伤风寒，则其外证必显在鼻，鼻气不利，声重浊不清利，其言壅塞，盛而有力，口中必和。伤寒则面赤，鼻壅塞而干；伤风则鼻流清涕而已。《内经》云：鼻者肺之候，肺气通于天。外伤风寒，则鼻为之不利。口者，坤土也，脾气通于口，饮食失节，劳役所伤，口不知谷味，亦不知五味。又云伤食恶食。明矣！

辨头痛

内证头痛有时而作，有时而止。外证头痛常常有之，直须传入里实方罢。此又内外证之不同者也。

辨中热相似证

天气大热之时，在于路途中劳役得之，或在田野间劳形得

---

① 劙（lí 离）：割。

之，更或有身体薄弱，食少，劳役过甚，又有修善常斋之人，胃气久虚，而因劳役得之者，皆与阳明中热白虎汤证相似。必肌体扪摸之壮热，必躁热闷乱大恶热渴而饮水。以劳役过甚之故，亦身疼痛。始受病之时，特与中热外得有余之证相似，若误与白虎汤，旬日必死。此证脾胃大虚，元气不足，口鼻中气皆短促而上喘，至日转以后，是阳明得时之际，病必少减。若是外中热之病，必到日晡之际，大作谵语，其热增加，大渴饮水，烦闷不止。其劳役不足者，皆无此证，尤易为分解。若有难决疑似之证，必当待一二日，求医治疗，必不至错误矣。

辨内伤饮食用药所宜所禁

《内经》云：内伤者，其气口脉反大于人迎一倍、二倍、三倍，分经用药。又曰：上部有脉，下部无脉，其人当吐不吐者，死。但食不纳，恶心欲吐者，不问一倍二倍，不当正与瓜蒂散吐之，但以指或以物探之使去。若所伤之物去不尽者，更诊其脉，问其所伤，以食药去之，以应塞因塞用，又谓之寒因寒用。泄而下降，乃应太阴之用，其中更加升发之药，令其元气上升。塞因塞用，因曲而为之直。何为曲？乃伤胃气是也。何为直？而升发胃气是也。因治其饮食之内伤，而使生气增益，胃气完复，此乃因曲而为之直也。若依分经用药，其所伤之物，寒热温凉，生硬柔软，所伤不一，难立定法，只随所伤之物不同，各立法治，临时加减用之。其用药又当问病人从来禀气盛衰，所伤寒物热物。是喜食而食之耶？不可服破气药；若乘饥困而食之耶？当益胃气；或为人所劝勉强食之，宜损血而益气也。诊其脉候，伤在何脏，方可与对病之药，岂可妄泄天真生气以轻丧身宝乎？且如先食热物而不伤，继之以寒物，因后食致前食亦不消化而伤者，当问热食寒食孰多孰少，斟酌与药，无不当矣。如伤热物二分，寒物一分，则当用寒药二分，热药一分，相合而与之，则荣卫之气必得周流。更有或先饮酒而后伤寒冷之食，及伤热食、冷水与冰，如此不等。皆当问其所伤之物，酌量寒热之剂分数，各各对证而与之，无不取验。

辨昼夜重轻

百病昼则增剧，夜则安静，是阳病有余，乃气病而血不病也；夜则增剧，昼则安静，是阴病有余，乃血病而气不病也。昼则发热，夜则安静，是阳气自旺于阳分也。昼则安静，夜则发热烦躁，是阳气下陷入阴中也，名曰热入血室。昼则发热烦躁，夜亦发热烦躁，是重阳无阴，当急泻其阳，峻补其阴。夜则恶寒，昼则安静，是阴血自旺于阴分也。夜则安静，昼则恶寒，是阴气上入于阳中也。夜则恶寒，昼亦恶寒，是重阴无阳，当急泻其阴，峻补其阳。昼则恶寒，夜则烦躁，饮食不入，名曰阴阳交错者，死矣。

《丹溪心法》 元·朱震亨

问平日

凡治病，必先问平日起居饮食何如。

《格致余论》 元·朱震亨

治病必求其本论

病之有本，犹草之有根也。去叶不去根，草犹在也。治病犹去草，病在脏而治腑，病在表而治里，非惟戕贼胃气，抑且资助病邪，医云乎哉！族叔祖年七十，禀甚壮，形甚瘦，夏末患泄利，至深秋百方不应。予视之，曰：病虽久而神不悴，小便涩少而不赤，两手脉俱涩而颇弦，自言膈微闷，食亦减。因悟曰：必此多年沉积，僻在胃肠。询其平生喜食何物。曰：我喜食鲤鱼，三年无一日缺。予曰：积痰在肺。肺为大肠之脏，宜大肠之本不固也。当与澄其源而流自清，以茱萸、陈皮、青葱、蘆苴①根、生姜煎浓汤，和以砂糖，饮一碗许，自以指探喉中，至半时辰，吐痰半升许，如胶。是夜减半。次早又饮，又吐半升而利止。又与平胃散加白术、黄连，旬日而安。东阳王仲延遇诸途，来告曰：我每日食物必屈曲自膈而下，且硬涩，作微痛，他无所苦，此何病？脉之，右甚涩而关尤沉，左却和。予曰：污血在胃脘之口，气因郁而为痰，此必食物所致，明以告我。彼亦不自觉。予又曰：汝去腊②食何物为多？曰：我每日必早饮点剁酒两三盏逼寒气。为制一方，用韭汁半银盏，冷饮细呷之，尽韭汁半斤而病安。已而果然。又一邻人，年三十余，性狡而躁，素患下疳疮，或作或止。夏初，患自利，膈上微闷，医与治中汤两贴，昏闷若死，片时而苏。予脉之，两手皆涩，重取略弦似数。予曰：此下疳疮之甚重者，与当归龙荟丸去麝，四贴而利减。又与小柴胡去半夏，加黄连、芍药、川芎、生姜，煎五六贴而安。彼三人者，俱是涩脉，或弦或不弦，而治法迥别。不求其本，何以议药？

《医学入门》　明·李梴

问　证

试问头身痛不痛？寒热无歇外感明。掌热口不知食味，内

---

① 蘆苴：芦荟。
② 去腊：去年冬天。

伤饮食劳倦形。五心烦热兼有咳，人瘦阴虚火动情。除此三件见杂证，如疟如痢必有名。从头至足须详问，证候参差仔细听。

头痛否：痛无间歇为外感，痛有间歇为内伤。

目红肿否：或暴红肿，或素疼痛。

耳鸣耳聋否：或左或右。久聋者，不敢纯用补涩之剂，须兼开关行气之药。

鼻有涕否：或无涕而燥，或鼻塞，或素流涕不止，或鼻痔，或酒齄。

口知味否：或不食，食亦能知味，为外感风寒；或食亦不知味，为内伤饮食。

口渴否：或饮冷水者为热渴，饮热水者为虚，夏月大渴好饮者为暑。

舌有苔否：或白，或黄，或黑，或红而裂。

齿痛否：或上龈，或下龈，或有牙宣。

项强否：暴强则为风寒，久强则为痰火。

咽痛否：暴痛多痰热，惯痛多下虚。

手掌心热否：手背热为外感；手心热为内伤；手背手心俱热，为内伤兼外感。

手指梢冷否：冷则为感寒，不冷则为伤风，素清冷则为体虚。

手足瘫痪否：左手足臂膊不举或痛者，属血虚有火；右手足臂膊不举或痛者，属气虚有痰。

肩背痛否：暴痛为外感，久痛为虚损挟郁。

腰脊痛否：暴痛亦为外感，久痛为肾虚挟滞。

尻骨痛否：暴病为太阳经邪，久痛为太阳经火。

胸膈满否：以下为结胸，未下为邪入少阳经分，非结胸也。

素惯胸满者，多郁多痰火下虚。

胁痛否：或左或右，或两胁俱痛，或一点空痛。

腹胀否：或大腹作胀，或小腹作胀。

腹痛否：或大腹痛，或脐中痛，或小腹痛；或痛按之即止，或痛按之不止。

腹有痞块否：或脐上有痞块，或脐下有痞块，或脐左有痞块，或脐右有痞块，或脐中有痞块，不可妄用汗吐下及动气凝滞之药，宜兼消导行气之剂。

心痛否：暴痛属寒，久痛属火、属虚。

心烦否：或只烦躁不宁；或欲吐不吐，谓之嘈杂；或多惊恐，谓之怔忡。

呕吐否：或湿呕，或干呕，或食罢即呕，或食久乃呕。

大便泄否：或溏泄，或水泄，或晨泄，或食后即泄，或黄昏时泄，一日共泄几行？

大便秘否：秘而作渴作胀者为热，秘而不渴不胀者为虚。

小便清利否：清利为邪在表，赤涩为邪在里。频数窘急为下虚挟火，久病及老人得之危。

小便淋闭否：渴者为热，不渴为虚。

阴强否：阴强为有火，阴痿为无火。

素有疝气否：有疝气，宜兼疏利肝气药，不可妄用升提及动气之剂。

素有便血否，有痔疮否：有便血痔疮，不敢过用燥药，烁阴伤脏。

有疮疥否：有疮疥忌发汗，宜兼清热养血祛风。

素有梦遗白浊否：有遗浊则为精虚，不敢轻易汗下。

有房室否：男子犯房，则气血暴虚，虽有外邪，戒用猛剂，或先补而后攻可也。

膝酸软否：暴酸软则为脚气，或胃弱久病则为肾虚。

脚肿痛否：肿而痛者，多风湿。不肿胫枯细而痛者为血虚，为湿热下注。

脚掌心热否：热则下虚火动，脚跟痛者，亦肾虚有热。脚指及掌心冷者为寒。

有寒热否，寒热有间否：无间为外感，有间为内伤。午寒夜热，则为阴虚火动。

饮食喜冷热否：喜冷则为中热，喜热则为中寒。

饮食运化否：能食不能化者，为脾寒胃热。

饮食多少否：能饮食者易治，全不食者难治；惟伤寒不食亦无害。

素饮酒及食煎炒否：酒客多痰热，煎炒多犯上焦，或流入大肠而为湿热之证。

有汗否：外感有汗则为伤风；无汗则为伤寒；杂证自汗则为阳虚。

有盗汗否：睡中出汗，外感则为半表里邪，内伤则为阴虚有火。

浑身骨节疼痛否：外感则为邪居表分，内伤则为气血不周，身重痛者为挟湿气。

夜重否：或昼轻夜重为血病，或夜轻昼重为气病。

年纪多少：壮年病多可耐；老人病杂而元气难当；妇人生产少者气血犹盛，生产多，年又多，宜补不宜攻。

病经几时：或几日，或几旬，或经年。

所处顺否：所处顺则性情和而气血易调；所处逆则气血怫郁，须于所服药中量加开郁行气之剂。

曾误服药否：误药则气血乱而经络杂，急病随为调解，缓病久病，停一二日后药之可也。

妇人经调否：或参前为血热，或参后为血虚。或当经行时有外感，经尽则散，不可妄药，以致有犯血海。

经闭否：或有潮热，或有咳泄，或有失血，或有白带否？能饮食否？能食则血易调而诸证自除，食减渐瘦者危。

有癥瘕否：有腹痛潮热而一块结实者，为癥瘕。

有孕能动否：腹中有一块，结实能动，而无腹痛潮热等证者，为有孕。腹虚大胀满，按之无一块结实者，为气病，其经水亦时渗下。

产后有寒热否，有腹痛否，有汗否，有咳喘否：寒热多为外感。腹痛多为瘀血，或食积停滞。有汗单潮，为气血大虚。咳喘为瘀血入肺，难治。

凡初证大纲未定，最宜详审。病者不可讳疾忌医，医者必须委曲请问，决无一诊而能悉知其病情也。初学宜另抄问法一纸，常出以问病。若大纲已定，或外感，或内伤，或杂病，自当遵守古法，不可概施发散剂也。

《医宗必读》　　明·李中梓

不失人情论

尝读《内经》至《方盛衰论》而殿之曰：不失人情。未尝不瞿然起，喟然叹轩岐之入人深也！夫不失人情，医家所甚亟，然戞戞乎难之矣。大约人情之类有三：一曰，病人之情；二曰，旁人之情；三曰，医人之情。所谓病人之情者，五脏各有所偏，七情各有所胜。阳脏者宜凉，阴脏者宜热。耐毒者缓剂无功，不耐毒者峻剂有害。此脏气之不同也。动静各有欣厌，饮食各有爱憎。性好吉者，危言见非；意多忧者，慰安云伪。未信者忠告难行，善疑者深言则忌，此好恶之不同也。富者多任性而禁戒勿遵，贵者多自尊而骄恣悖理，此交际之不同也。贫者衣食不周，况乎药饵；贱者焦劳不适，怀抱可知，此调治之不同也。有良言甫信，谬说更新，多歧亡羊，终成画饼，此无主之为害也。有最畏出奇，惟求稳①当，车薪杯水，难免败亡，此过慎之为害也。有境缘不偶，营求未遂，深情牵挂，良药难医，此得失之为害也。有急性者遭迟病，更医而致杂投；有性缓者遭急病，濡滞而成难挽。此缓急之为害也。有参术沾唇惧补，心先痞塞；硝黄入口畏攻，神即飘扬，此成心之为害也。有讳疾不言，有隐情难告，甚而故隐病状，试医以脉，不知自古神圣未有舍望、闻、问而独凭一脉者。且如气口脉盛，则知伤食，至于何日受伤，所伤何物，岂能以脉知之？此皆病人之情，不可不察也。

《医学准绳六要》 明·张三锡

问病必详

凡诊病，必先问所看何人，或男或女，或老或幼，或婢妾，或僮仆。次问得病之日、受病之原，及饮食胃气如何，便利如何，曾服何药，日间何如，夜寐何如，膈间有无胀闷痛处。

问病不答必耳聋。即当询之是素聋否。不则，病久或汗下过伤，虚聋。

问而懒言点头，是中气虚。

昏愦不知人，是暴厥耶？抑久病耶？

---

① 稳：原作"隐"，据《医宗必读》改。

妇人多中气。

妇人当问月水如何？寡妇气血凝滞，两尺多滑，不可误断为胎。室女同。

心腹胀痛，问是旧病举耶？或新起耶？

诊病必问所欲何味，所嗜何物，或纵酒，或斋素。喜酸则知肝虚，喜甘则知脾弱。

头身臂膊作痛，必问曾病恶疮否。

《古今医统》　明·徐春甫

问　证

王海藏曰：常人求诊缄①默，唯令切脉，试其能知病否。且脉人之气血附于经络，热胜则脉疾，寒胜则脉迟，实则有力，虚则无力。至于得病之由，及所伤之物，岂能以脉知之乎？故医者不可不问其由，病者不可不说其故。孙真人云：未诊先问，最为有准。苏东坡云：脉之难明，古今所患也。至虚有盛候，大实有赢状。疑似之间，便有死生之异。士夫多秘所患，以验医之能否。吾平生有疾请疗，必尽告其所患。使医了然知疾之所在，虚实寒热，先定于胸中，然后诊脉，疑似不能惑也。吾求愈疾而已，岂以困医为事哉？

妇科产后，先问坐草难易，恶露多少，饮食迟早，生子存亡。盖形伤血伤之不同，补气补血之有异。饮食失节宜调中，生子不存兼开郁。问其所欲，以知其病。如欲热者知为寒，欲冷者知为热。如好静恶动者知其为虚，烦躁不宁者知其为实。恶食知伤食，恶风知伤风。好食甘者为脾虚，好食辛者为肺病，

---

① 缄：《古今医统》作"拱"。

好食酸者为肝虚，好食咸者为肾弱，嗜食苦者为心病。此皆顺应而易治。若乃心病爱咸，肺伤欲苦，脾弱喜酸，肝病好辣，肾衰嗜甘，此为逆候。病轻必危，危者必死。治得其法，服药预防，犹可回生。

又如唐汝正治小儿风热，通身俱愈，惟头顶不痊。问其因，乳母好热酒，知其贻毒。本方倍用葛根、黄连而遂愈。

《医门法律》　清·喻昌

问病论

医，仁术也。仁人君子必笃于情，笃于情则视人犹己，问其所苦，自无不到之处。古人闭户塞牖，系之病者，数问其情，以从其意。诚以得其欢心，则问者不觉烦，病者不觉厌。庶可详求本末而治无误也。如尝贵后贱，病名脱营。尝富后贫，病名失精。以及形志苦乐，病同治异；饮食起居，失时过节；忧愁恐惧，荡志离魂；所喜所恶，气味偏殊；所宜所忌，禀性迥异。不问，何以相体裁方也？所以入国问俗，入家问讳，上堂问礼，临病人问所便。便者，问其居处动静、阴阳寒热、情性之宜。如问其为病热，则便于用寒；问其为病寒，则便于用热之类，所谓顺而施之也。人多偏执己见，逆之则拂其意，顺之则加其病，莫如之何。然苟设诚致问，明告以如此则善，如彼则败，谁甘死亡而不降心以从耶？至于受病情形，百端难尽。如初病口大渴，久病口中和，若不问而概以常法治之，宁不伤人乎？如未病素脾约，才病忽便利，若不问而计日以施治，宁不伤人乎？如未病先有痼疾，已病重添新患，若不问而概守成法治之，宁不伤人乎？如疑难证，着意对问不得其情，他事闲言反成真面，若不细问而急遽妄投，宁不伤人乎？《病形篇》

谓：问其病，知其处，命曰工。今之称为工者，问所非问，谀佞其间。病者欣然乐从，及病增更医，亦复如是，乃至彷徨医药。偶遇明者，仍复不投。此宜委曲开导，如对君父，未可飘然自外也。更可怪者，无知戚友探问，忘其愚陋，强逞明能，言虚道实，指火称痰，抑孰知其无责而易言耶？坐令依傍迎合，酿成末流，无所底止，良足悼矣！吾辈其明以律己，诚以动人，共砥狂澜乎！

律一条

凡治病不问病人所便，不得其情，草草诊过，用药无据，多所伤残，医之过也。

申治病不疏五过之律并《内经》大意

凡诊病不问三常，不知比类，不察神志，不遵圣训，故犯不忌，医之罪也。

《内经》常贵后贱一节，过在不问病情之所始也。

饮食居起一节，过在不知病人七情所受，各不同也。

比类奇恒一节，医之所贵，如老吏判按①，律所不载者，比例断之，纤悉莫逃也。奇恒者，审其病之奇异平常也。从容者，凡用比类之法，分别病能，必从容参酌，恶粗疏简略也。

诊有三常一节，此过由于不能戒严病者，令之悚然神动，蠲除忧患，徒外示柔弱，委曲从人也。

诊者必知终始一节，察气色之终始，知病发之余绪，辨男女之顺逆，与七情内伤，故离间亲爱者魂游，绝念所怀者意丧，菀积所虑者神劳，结固余怨者志苦；忧愁者闭塞而不行，恐惧

---

① 按：《医门法律》作“案”。

者荡惮而失守，盛怒者迷惑而不治，喜乐者惮散而不藏。由是八者，故五脏空虚，血气离守。工不思晓，又何言医！

尝富大伤一节，非分过损，身体虽复，津液不滋。血气内结，留而不去，薄于阳脉，则化为脓，久积腹中，则外为寒热也。不但不学无术者为粗工，即使备究经旨，而诊不辨三常，疗不审五过，亦为粗略之医也。

诊①不辨阴阳。此治之一失也。

受师不卒，妄作杂术；谬言为道，更名自功；妄用砭石，后遗身殃。此治之二失也。

不适贫富贵贱之居，坐之厚薄，形之寒温，不适饮食之宜，不别人之勇怯，不知比类，足以自乱，不足以自明。此治之三失也。

诊病不问其始忧患，饮食之失节，起居之过度，或伤于毒，不先言此，卒持寸口，何病能中？忘②言作名，为粗所穷。此治之四失也。

《景岳全书》　明·张介宾

问　诊

凡诊病之法，固莫妙于脉。然有病脉相符者，有病脉相左者，此中大有玄理。故凡值疑似难明处，必须用四诊之法，详问其病由，兼辨其声色，但于本末先后中，正之以理，斯得其真。若不察此，而但谓一诊可凭，信手乱治，亦岂知脉证最多真假，见有不确，安能无误？且常诊者知之犹易，初诊者决之

---

① 诊：查《医门法律》，此后内容属《申治病不征四失之律》一节。
② 忘：《医门法律》作"妄"。《素问》亦作"妄"，当从。

甚难。此四诊之所以不可忽也。故《难经》以切居四诊之末，其意深矣。陶节庵亦曰：问病以知其外，察脉以知其内，全在活法二字，乃临证切脉之要诀也。此义惟汪石山言之最详。

问寒热

问寒热者，问内外之寒热，欲以辨其在表在里也。人伤于寒，则病为热。故凡病身热脉紧，头疼体痛，拘急无汗，而且得于暂者，必外感也。盖寒邪在经，所以头疼身痛；邪闭皮毛，所以拘急发热。若素日无疾，而忽见脉证若是者，多因外感。盖寒邪非素所有而突然若此，此表证也。若无表证，而身热不解，多属内伤。然必有内证相应，合而参之，自得其真。

凡身热经旬，或至月余不解，亦有仍属表证者。盖因初感寒邪，便作身热头痛。医不能辨，误认为火，辄用寒凉，以致邪不能散，或虽经解散而药未及病，以致留蓄在经，其病必外证多而里证少。此非里也，仍当解散。

凡内证发热者，多属阴虚，或因积热。然必有内证相应，而其来也渐。盖阴虚者必伤精，伤精者必连脏。故其在上而连肺者，必为喘急咳嗽；在中而连脾者，或妨饮食，或生懊憹，或为躁烦焦渴；在下而连肾者，或精血遗淋，或二便失节。然必寒热往来，时作时止，或气怯声微，是皆阴虚证也。

凡怒气七情，伤肝伤脏而为热者，总属真阴不足，所以邪火易炽，亦阴虚也。

凡劳倦伤脾而发热者，以脾阴不足，故易于伤。伤则热生于肌肉之分，亦阴虚也。

凡内伤积热者，在癥瘕必有形证，在血气必有明征，或九窍热于上下，或脏腑热于三焦。若果因实热，凡火伤在形体而无涉于真元者，则其形气声色脉候，自然壮丽，无弗有可据而察者，此当以实火治之。

凡寒证尤属显然，或外寒者阳亏于表，或内寒者火衰于中，诸如前证。但热者多实，而虚热者最不可误；寒者多虚，而实寒者间亦有之。此寒热之在表在里，不可不辨也。

问　汗

问汗者，亦以察表里也。凡表邪盛者，必无汗。而有汗者，邪随汗去，已无表邪，此理之自然也。故有邪尽而汗者，身凉热退，此邪去也。有邪在经而汗在皮毛者，此非真汗也。有得汗后，邪虽稍减而未得全尽者，犹有余邪，又不可因汗而必谓其无表邪也，须因脉证而详察之。

凡温暑等证，有因邪而作汗者，有虽汗而邪未去者，皆表证也。总之表邪未除者，在外则连经，故头身或有疼痛；在内则连脏，故胸膈或生躁烦。在表在里，有证可凭；或紧或数，有脉可辨。须察其真假虚实，孰微孰甚而治之。

凡全非表证，则或有阳虚而汗者，须实其气；阴虚而汗者，须益其精；火盛而汗者，凉之自愈；过饮而汗者清之可宁。此汗证之阴阳表里，不可不察也。诸汗证详载伤寒门，此不赘。

问头身

问其头，可察上下；问其身，可察表里。头痛者邪居阳分，身痛者邪在诸经。前后左右，阴阳可辨；有热无热，内外可分。但属表邪，可散之而愈也。

凡火盛于内而为头痛者，必有内应之证，或在喉口，或在耳目，别无身热恶寒在表等候者，此热盛于上，病在里也。察在何经，宜清宜降，高者抑之，此之谓也。若用轻扬散剂，则火必上升而痛愈甚矣。

凡阴虚头痛者，举发无时，是因酒色过度，或遇劳苦，或逢情欲，其发则甚。此为里证，或精或气，非补不可也。

凡头痛属里者，多因于火，此其常也。然亦有阴寒在上，阳虚不能上达而痛甚者。其证则恶寒呕恶，六脉沉微或兼弦细。诸治不效，余以桂、附、参、熟之类而愈之。是头痛之有阳虚也。

凡云头风者，此世俗之混名，然必有所因，须求其本，辨而治之。

凡眩运者，或头重者，可因之以辨虚实。盖病中眩运者，多因清阳不升，上虚而然。如丹溪云：无痰不作运。殊非真确之论。但当兼形气，分久暂以察之。观《内经》曰：上虚则眩，上盛则热痛，其义可知。至于头重，尤属上虚。经曰：上气不足，脑为不满，头为之苦倾。此之谓也。

凡身痛之甚者，亦当察其表里以分寒热。其若感寒作痛者，或上或下，原无定所，随散而愈，此表邪也。若有定处，而别无表证，乃痛痹之属，邪气虽亦在经，此当以里证视之，但有寒热之异耳。若因火盛者，或肌肤灼热，或红肿不消，或内生烦渴，必有热证相应，治宜以清以寒。若并无热候而疼痛不止，多属阴寒，以致血气凝滞而然。经曰：痛者寒气多也，有寒故痛也，必温其经使血气流通，其邪自去矣。

凡劳损病剧，而忽加身痛之甚者，此阴虚之极，不能滋养筋骨而然。营气惫矣，无能为也。

问二便

二便为一身之门户，无论内伤外感，皆当察此以辨其寒热虚实。盖前阴通膀胱之道，而其利与不利，热与不热，可察气化之强弱。凡患伤寒而小水利者，以太阳之气未剧，即吉兆也。

后阴开大肠之门，而其通与不通，结与不结，可察阳明之虚实。凡大便热结而腹中坚满者，方属有余，通之可也。若新近得解而不甚干结，或旬日不解而全无胀意者，便非阳明实邪。观仲景曰：大便先硬后溏者，不可攻。可见后溏者虽有先硬，已非实热。矧①夫纯溏而连日得后者，又可知也。若非真有坚燥痞满等证，则原非实邪，其不可攻也明矣。

凡小便但见其黄，便谓是火。而不知人逢劳倦，小水即黄。焦思多虑，小水亦黄。泻痢无期，小水亦黄。酒色伤阴，小水亦黄。使非有或淋或痛，热证相兼，不可因黄便谓之火。余见逼枯汁而毙人者多矣。经曰：中气不足，溲便为之变，义可知也。若小水清利者，知里邪之未甚，而病亦不在气分。以津液由于气化。气病则小水不利也。小水渐利，则气化可知，最为吉兆。

大便通水谷之海，肠胃之门户也。小便通血气之海，冲任水道之门户也。二便皆主于肾，本为元气之关，必真见实邪，方可议通议下。否则，最宜详察审慎，不可误攻。使非真实而妄逐之，导去元气，则邪之在表者，反乘虚而深陷。因②内困者必由泻而愈亏。所以凡病不足，慎勿强通，最喜者小便得气而自化，大便弥固者弥良，营卫既调，自将通达，即大肠秘结旬余，何虑之有？若滑泄不守，乃非虚弱者所宜，当首先为之防也。

问饮食

问饮食者，一可察胃口之清浊，二可察脏腑之阴阳。病由外感而食不断者，知其邪未及脏，而恶食不恶食者可知。病因

---

① 矧（shěn 沈）：况且。
② 因：《景岳全书》作"病因"。

内伤而食饮变常者，辨其味有喜恶，而爱冷爱热者可知。素欲温热者，知阴脏之宜暖；素好寒冷者，知阳脏之可清。或口腹之失节，以致误伤，而一时之权变可因以辨。故饮食之性情所当详察，而药饵之宜否，可因以推也。

凡诸病得食稍安者，必是虚证。得食更甚者，或虚或实皆有之。当辨而治之也。

问　胸

胸即膻中，上连心肺，下通脏腑。胸腹之病极多，难以尽悉。而临证必当问者，为欲辨其有邪无邪，及宜补宜泻也。凡胸腹胀满，则不可用补；而不胀不满，则不可用攻。此大法也。然痞与满不同，当分轻重。重者胀塞中满，此实邪也，不得不攻。轻者但不欲食，不知饥饱，似胀非胀，中空无物，乃痞气耳，非真满也。此或以邪陷胸中者有之，或脾虚不运者有之。病者不知其辨，但见胃气不开，饮食不进，问之亦曰饱闷，而实非真有胀满。此在疑虚疑实之间，若不察其真确，未免补泻倒施，必多致误，则为害不小。

今人病虚证者极多，非补不可。但用补之法，不宜造次。欲察其可补不可补之机，则全在先察胸腹之宽否何如，然后以渐而进；如未及病，再为放胆用之，庶无所碍。此用补之大法也。

凡虚证势在危急，补剂难容少缓。亦必先问其胸宽者乃可骤进。若元气真虚，而胸腹又胀，是必虚不受补之证。若强进补剂，非惟无益，适足以招谤耳。此胸腹之不可不察也。

问　聋

耳虽少阳之经，而实为肾脏之官，又为宗脉之所聚，问之非惟可辨虚实，亦且可知死生。凡人之久聋者，此一经之闭无足为怪。惟是因病而聋者，不可不辨。其在《热论篇》则曰：伤寒三日，少阳受之，故为耳聋。此以寒邪在经，气闭而然。然以余所验，则未有不因气虚而然者。《素问》曰：精脱者耳聋。仲景曰：耳聋无闻者，阳气虚也。由此观之，则凡病是证，其属气虚者什九，气闭者什一耳。

耳聋有轻重，轻者病轻，重者病重。若随治渐轻，可察其病之渐退也；进则病亦进矣。若病至聋极，甚至绝然无闻者，此诚精脱之证，余经历者数人矣，皆至不治。

问　渴

问渴与不渴，可以察里证之寒热，而虚实之辨亦从以见。凡内热之甚，则大渴。喜冷水不绝，而腹坚便结，脉实气壮者，此阳证也。

凡口虽渴而喜热不喜冷者，此非火证，中寒可知。既非火证，何以作渴？则水亏故耳。

凡病人问其渴否，则曰口渴；问其欲汤水否，则曰不欲。盖其内无邪火，所以不欲汤水；真阴内亏，所以口无津液。此口干也，非口渴也。不可以干作渴治。

凡阳邪虽盛而真阴又虚者，不可因其火盛喜冷，便云实热。盖其内水不足，欲得外水以济。水涸精亏，真阴枯也，必兼脉证细察之。此而略差，死生立判。余常治垂危最重伤寒，有如此者，每以峻补之剂浸冷而服，或以冰水、参、附等剂相间迭进，活人多矣。常人见之，咸以为奇，不知理当如是，何奇之有？然必其干渴燥结之甚者，乃可以参、附、凉水并进；若无实结，不可与水。

《身经通考》 清·李潆

问 证

望闻问切，察病之四法也。望色闻声切脉，古人反复言之。至于问而知之之谓工，先哲尚未发明，不无有疑焉。何以故？如至病家，问其泻痢以知其泻痢，问其寒热以知其寒热，则浅矣。必非古人之意也。

问其病起于何日？日少为新病，实证居多。日多为久病，虚证居多。

曾食何物？食冰而病，药用冰煎。如伤肉食，用草果、山楂之类。

曾有怒劳房欲等事？怒则伤肝，劳则内伤元气，房欲则伤肾。

及问初起何证？如初起头疼发热恶寒，属外感。如初起心腹疼痛及泻痢等证，俱属内伤。

后变何病？如痢变泻、变疟为轻；疟变泻、变痢为重。先喘后胀病在肺；先胀后喘病在脾。先渴后呕，为停水之类。

口渴思饮否？口不渴，内无热也；口渴欲饮，为热。老人口渴不思饮，主津液少。若嗽水不欲咽，主蓄血，主阴极发燥。

喜热喜冷否？喜热内寒，喜冷内热。

口中淡苦否？苦，热；咸，寒；淡，虚；甘，脾热成疳；酸，伤食。

思食否？伤食不思食，杂证思食，为有胃气则生，否则无胃气则死。

胸中宽否？不宽，伤食痰积气滞之证。

腹中有无痛处否？无痛处，知病不在内，主虚；有痛处主食积痰血之类；有痛处，手按则减者为虚。

大小便如常否？小便秘结黄赤为热，清白为寒，浊如米泔为湿热下陷。大便秘为实为热，自利为虚。暴泻暴痢为实，久泻久痢为虚。下黄赤为热，下清白为寒。

足冷暖否？足暖阳证，足冷阴证。乍冷乍温，便结属阳，大便如常属虚。

平日劳逸、喜怒、忧思，并喜食何物？劳则气散，逸则气滞。喜伤心，怒伤肝，忧伤肺，思伤脾，恐伤肾。喜食厚味则生痰，醇酒则发热。

种种问法，实为活人之快捷方式。然以此而尽古人问而知之之义，犹未也。予于静定之中，若有所悟。盖今人之病，如咳嗽发热泻痢诸痛，俱病之总名也。一证之中，各有火有寒，有痰有气，有虚有实，致证之原不同。如治咳嗽问得有火证，即作火治；有痰有气证，即作痰气治。因此一问，舍病名而治病原，庶合古人之心也。昔丹溪翁名擅千古，亦不过每证分出寒热虚实痰火血气等件，随证调治。此岂有异人之目，洞见脏腑者乎？亦惟问其证以知之耳。

校注后记

1. 作者生平考

《外诊法》由陈梦雷（1650—1741）辑。陈梦雷，字则震，又字省斋，号天一道人，晚年又号松鹤老人。侯官（福建闽侯）人。清代学者，诗文作家。资质聪敏，少有才名。11岁中秀才，18岁中举人，康熙九年（1670）中进士，随后选庶吉士，受翰林院编修之职。康熙十三年（1674）回籍省亲，恰遇三藩之乱，为据守在福州的靖南王耿精忠逼授官职，当时，同年进士李光地也回籍在闽。二人合谋，陈梦雷留耿处作内应，探听消息，李光地北上向清廷进蜡丸密疏，递送情报。李光地却将蜡丸之事据为己功，大受康熙帝赏识，青云直上。三藩之乱平定以后，陈梦雷以从逆论斩，他在狱中含冤作《抒哀赋》，又写下《与李光地绝交书》，陈述了整个事件的经过。幸得刑部尚书徐乾学密为开脱，一再为他辩白。康熙二十一年（1682）得减死，谪戍奉天（今沈阳尚阳堡）。陈梦雷遭诬陷而戴罪，流离颠沛，就是当时著名的"蜡丸案"。

陈梦雷到关东后，凭他的才能设馆教学，培养了不少人才。康熙三十七年（1698），康熙皇帝东巡盛京（今沈阳），他献诗称颂，颇得赞许。康熙念其罪情出于胁迫，并十分欣赏他的才学，遂恩准释放，又召其回京，侍奉三皇子诚隐郡王胤祉（康熙第三子）读书，从此受康熙帝重用。在胤祉的支持下，他从1701年开始编纂《古今图书集成》，胤祉还拨给他"协一堂"的全部藏书，康熙帝也赐给他一座住房。"协一堂"的藏书十分丰富，加上他平时搜集有15000册私家藏书，成为编纂这一巨著非常有利的条件。他"目营手检，无间晨夕"，历时5年编成大型类书《古今图书集成》。雍正帝继位以后，迫害打击同他争夺帝位的兄弟，胤祉遭禁锢。陈梦雷也因胤祉的关系被又一次谪戍黑龙江。后病死于戍所。在陈梦雷再次被流放到东北的同时，蒋廷锡主持《古今图书集成》编撰，并出《古今图书集成医部全录》，故又称"蒋廷锡重辑"，后人评价蒋廷锡在学问和人品方面都值得称道。

陈梦雷生平最大的爱好是读书，他精通满文，从事文化教育和著作，为当地培养人才甚多。陈梦雷的著作还有：《周易浅述》八卷、《松鹤山房卷》十六卷、《天一道人集》一百卷、《闲止书堂集》二卷和《盛京通志》《承德县志》《海城县志》《盖平县志》《日省堂文集》等及大量的诗文。他在中国医学史上的杰出贡献永不磨灭。

2. 著作与版本流传考证

《外诊法》最早见于《古今图书集成》，最初由陈梦雷等撰辑，于康熙四十年（1701）十月至康熙四十五年（1706）四月完成初稿，称《古今图书汇编》。到雍正帝即位，又命蒋廷锡等重新编校，于雍正四年（1726）定稿，改"汇编"为"集成"，并采用聚珍铜活字排版印刷了64部，命名为《钦定古今图书集成》，印制完成于雍正六年（1728），历时两朝二十八年。由于保存完好，成为现存规模最大、保存最完整的类书。但由于印数少，一般读者根本无法看到。直到清朝末年，才开始出现影印本和铅印本。

到光绪十年（1884），上海图书集成印书局用三号扁体铅字重新排印《古今图书集成》，费时四年，于光绪十四年（1888）印成，该版由于校勘不精，讹脱颇多，不称善本，但从此《古今图书集成》广泛流传。光绪十六年（1890），光绪皇帝下令石印《集成》，由上海同文书局承办，于光绪二十年（1894）完成，照铜活字版本原式印出 100 部。此版增刊了龙继栋的《古今图书集成考证》二十四卷，这是"铜活字版"和"扁字体版"所不具有的。《考证》订正了引文的错误及脱缺，皆核对原书，此次印刷校证详细，精细加工，所以印出的本子墨色鲜明，胜过铜活字版本。这个印本，一部分运到外地，留存上海栈房的后被火烧毁，所以这个本子流传稀少。

《古今图书集成》第四个印本，称"中华书局版"，是 1934年由上海中华书局缩小影印，它是依康有为所藏的铜活字原印本缩小印刷。此版校勘精细，字迹清晰，墨色均匀，查阅方便，切合实用，是迄今最通行、最精善的本子。它在影印缘起中提到"然细加整理之后发现，扁字本脱卷脱页、脱行讹字，不可胜数，舒新城先生力主用铜活字本，然求之多年而不可得，即影印本亦鲜有无缺者"。在这样的情况下，中华书局得到了陈炳谦先生的铜活字本原书，全书五千零二十册，仅有六十二册抄配，每册首均有孔氏、叶氏、康氏藏书之印，而对于抄配部分，他们又借到文阑阁藏本予以影印，并且将光绪石印本后所附的考证二十四卷借与影印附于书后，因此说，中华书局本是内容最全最精善的本子。1934 年以后的各种版本都是以中华书局缩印版为底本的。

在此期间，1930 年上海千顷堂书局发行了《外诊法》铅印本，命名为《历代名医外诊察病法》。此本虽出版于中华书局本且为单行本，但校勘之后发现排版错误，讹字较多。

本次整理校注，以南京中医药大学图书馆所藏光绪十年图书集成局版扁铅字本为底本，以南京中医药大学所藏 1934 年中华书局胶版缩印本和上海图书馆所藏 1930 年千顷堂单行本为主校本，以本书所引著作之通行本为校本，查阅原书，作为他校。
具体他校本的版本如下：

（1）《黄帝内经素问》明·顾从德翻刻宋本影印本

（2）《黄帝内经灵枢》明·赵府居敬堂刻本

（3）《黄帝内经素问集注》清·张隐庵 上海科学技术出版社 1959 年

（4）《黄帝内经灵枢集注》清·张隐庵 上海科学技术出版社 1959 年

（5）《难经本义》元·滑寿 商务印书馆 1956 年

（6）《金匮要略》明·赵开美刻本

（7）《伤寒论》明·赵开美刻本

（8）《中藏经》中国人民大学出版社 2010 年

（9）《脉诀刊误》元·戴起宗 上海卫生出版社 1958 年

（10）《格致余论》元刊本

（11）《外科精义》明嘉靖八年重刻《东垣十书》本

（12）《证治准绳》明万历间刊本

（13）《医学入门》明万历三年刻本

（14）《东垣十书》明嘉靖八年梅南书屋

（15）《医宗必读》明崇祯十年刻本

（16）《古今医统大全》明万历陈长卿刻本

（17）《医门法律》清乾隆三十年集思堂刻本

（18）《景岳全书》清康熙岳峙楼刊本

3. 著作某一部分内容考证

《古今图书集成》对《黄帝内经》的注释，多采用唐代王冰、明代马莳、清代张志聪三家的注文，但不是全部铺陈罗列，而是有所侧重地选择。在《外诊法》中多选择张志聪的注解，体现其实用性。

以《玉版论要》中黄帝与岐伯讨论望面色诊察病情的内容为例，原文为："其色见浅者，汤液主治，十日已。其见深者，必齐主治，二十一日已。其见大深者，醪酒主治，百日已。"王冰曾对这段经文注解："色浅则病轻，故十日乃已；色深则病甚，故必终剂乃已；病深甚，故日多。"马莳进一步注解为："其色现浅者，病未深也，用汤液治之，十日可已。据《汤液醪醴论》，则此汤液者，乃五谷所为，非如后世之汤药也。其现深者，病势深也，必用药剂以治之，二十一日可已。药剂者，如《移精变气论》治以草茎草荄之枝者是也。其变大深者，病势深也，必用醪酒以治之，百日可已。醪酒者，入药于酒中，如《腹中论》有鸡矢醴之谓。"

张志聪吸收了王冰和马莳学说，进一步注解为："色见浅，其病亦微，故以汤液治之，而十日可愈。夫奇恒之道，五脏皆禀气，足太阴为之转输，病则逆回而色见于面，故用汤液治之。盖以稻米之液，助土气之资生，十干已周，俾五脏之气复也。色见深，其病亦深，故必齐毒药攻其中。二十者偶数之终，一者生阳之始，以十干而再周，复得甲而化土。五脏为阴，气色为阳，二十一日五脏之生气已复转矣。色大深，则病更深。醪醴，熟谷之液，其气慓悍。饮以酒者，卫气先行皮肤，先充络脉，荣卫运行，则所逆之色亦散矣。因色大深，至甲十复而后已也。所谓色者，因五脏之变而现于五色也。"在此，张氏探讨了病浅与病深的不同机制。病浅者，足太阴脾之气尚存，采用五谷汤液食疗即可见效；病深者脾气受损较深，不仅要用草药，而且须经两个"天干（甲、乙、丙、丁、戊、己、庚、辛、壬、癸）"，即二十天，再加"复得甲而化土"一天，脾气乃复，病症能愈；面色"大深"，表明疾病更深，必须同时借助药力和酒力来治疗，方能使气血流行、血脉通畅，疗程则须十个"天干"，即一百天才能治愈。张志聪进一步从脏腑与五色的关系解读了《内经》这一段理论，在王冰、马莳等人的基础上有所发展。

唐代王冰花费十二年心血重编、注释的《素问》，释词简而有法。明代马莳著有《黄帝内经素问注证发微》和《黄帝内经灵枢注证发微》，尤其是对《灵枢》的注释一直为后人称道，且其对字义的训释和校勘十分重视。到了清代，张志聪的注释已然是集众人之智慧而成，故注释更多切合临床实际，且从他的注释中可以看出其精通医理，故陈梦雷选择他的注作为《外诊法》中《黄帝内经》的注文，这种取舍方法对我们学习和解读《黄帝内经》深有启发。

4. 著作内容与学术影响考评

《外诊法》在《古今图书集成医部全录》中分为四卷，在《历代名医外诊察病法》中分为五卷，但内容都是望诊、闻诊、问诊，兼论脉诊。它注重经典理论体系，引录年次排列有序，择先略后而删繁除复，引文出处清楚易寻，在医籍文献的精选方面下了功夫，因而避免了全书篇幅过于庞杂，读者难以检阅。例如，其将《内经》列在众医著之首，并予全文录入，正是看中《内经》是医经之首，其理论体系为中医学的发展奠定了重要的基础，而对于《内经》的注家，更是精心选择。选用清代医家张志聪的《黄帝内经集注》，深刻发挥其集大成之特点，体现其实用性。

《中国医籍大辞典》说："本书辑集了包括《内经》《伤寒》《金匮》《千金方》《脉诀》《河间六书》《东垣十书》《丹溪心

法》《格致余论》《医学入门》《证治准绳》《医门法律》《景岳全书》等二十三种医学名著中有关诊法的论述，按内容和时间先后分门别类予以编次。卷一为望诊，卷二为望诊、闻诊，卷三为望诊为主兼论脉诊，卷四为闻诊、问诊。全书收集望、闻、问诊资料丰富齐全，对四诊作了详细系统的叙述，对研究中医诊法有较大的参考价值。"

《历代名医外诊察病法》序中谈到："全书以望闻问三法分类，前三卷皆望法，第四卷闻法，第五卷问法，每一法中详引《素》《灵》《难经》仲景元化以迄孙真人说，分条叙述切要详明，每条并注明其所以然，宋以后各大家亦略采及至明末清初而止。学者得此一编，可省翻阅多书之劳，而凡古医经及历代明医审病之法，一开卷了如指掌，虽未经习医之人，苟能熟此一书，而于认病之法，亦可十得八九，诚医经之功臣，临症之鸿秘也。"

总 书 目

I

本　草

V